TUMEURS

DES AMYGDALES

PAR

Le D\' Réné PASSAQUAY,

Ancien élève de l'Ecole centrale des arts et manufactures,
Elève des hôpitaux de Paris,
Médaille de bronze de l'Assistance publique.

PARIS

ADRIEN DELAHAYE, LIBRAIRE - ÉDITEUR

PLACE DE L'ÉCOLE-DE-MÉDECINE.

1873

TUMEURS

DES AMYGDALES

PAR

Le Dr Réné PASSAQUAY,

Ancien élève de l'Ecole centrale des arts et manufactures,
Elève des hôpitaux de Paris,
Médaille de bronze de l'Assistance publique.

PARIS

ADRIEN DELAHAYE, LIBRAIRE - ÉDITEUR

PLACE DE L'ÉCOLE-DE-MÉDECINE.

—

1873

TUMEURS DES AMYGDALES

I.

Par leur situation, de chaque côté de l'isthme du gosier, par leur structure qui les rapproche singulièrement des ganglions lymphatiques, par les altérations nombreuses et variées qui les atteignent aux différentes périodes de la vie, les amygdales et leurs maladies méritent une étude plus complète que celle qu'on leur a consacrée jusqu'alors.

A part l'hypertrophie simple, en effet, dont l'étude clinique peut être considérée comme a peu près complète, et qui a donné lieu à des mémoires importants de Dupuytren, Velpeau, Chassaignac, Lambron, les autres lésions chroniques de l'amygdale sont restées éparses, à l'état d'observation, dans les publications périodiques, et nous croyons utile de les rassembler en un seul faisceau. Tel sera le but de notre travail.

II.

CONSIDÉRATIONS ANATOMIQUES ET PHYSIOLOGIQUES SUR L'AMYGDALE.

Il ne nous paraît pas nécessaire de parler de la forme et des rapports de l'amygdale, toutes choses parfaitement décrites dans les nombreux livres d'anatomie descriptive ou chirurgicale que nous possédons. Il n'en est pas de même pour la structure de ces organes, et les descriptions des différents auteurs qui ont écrit sur ce sujet ne s'accordent pas toutes entre elles.

C'est chez le lièvre et le lapin que les amygdales se présentent sous la forme la plus simple et la plus facile à étudier ; une cavité unique et centrale, dont la paroi épaisse est constituée par du tissu lymphoïde dans lequel sont logés de petits corpuscules clos lymphatiques ; plus profondément, du tissu cellulaire qui s'épaissit à mesure qu'on approche de la face externe de l'amygdale, et qui là finit par former une véritable capsule fibreuse ; logées dans ce tissu cellulaire de nombreuses glandes en grappe (véritables glandules salivaires), dont les conduits excréteurs viennent déboucher, soit au pourtour de l'organe, soit dans la cavité centrale même de l'amygdale. Tels sont en deux mots les éléments constituants de ces organes, qui chez ces animaux reproduisent en tous points la structure des follicules de la base de la langue.

Chez l'homme, les amygdales ne sont qu'une agglomération de petites masses analogues à celles que nous venons de décrire. Ces petites masses se groupent les unes auprès des autres ; leurs cavités centrales, ou bien débouchent isolément à la surface de la muqueuse, ou convergent et se réunissent pour former un conduit terminal plus large. Ces cavités ou follicules sont tapissées de couches d'épithélium pavimenteux stratifié (continuation de l'épithélium de la muqueuse buccale) et souvent aussi pourvues de papilles. Au-dessous de cet épithélium et en contact immédiat avec lui, on rencontre une couche plus ou moins épaisse de tissu lymphoïde logeant une quantité considérable de vésicules closes lymphatiques. Enfin, comme charpente de soutien, du tissu conjonctif, formant la couche la plus externe, et qui allant en s'épaississant donne naissance à cette demi-coque fibreuse qui limite extérieurement l'amygdale, et dont M. Chassaignac a donné le premier la description.

Glandes de l'amygdale. — L'amygdale est-elle seulement un organe lymphatique? Kölliker et beaucoup d'autres histologistes le pensent ainsi. Mais, si l'on se reporte à la description plus récente de Frey, puis à celle de Liégeois dans le Dictionnaire encyclopédique, on voit que l'amygdale est de plus un organe glandulaire. On trouve, en effet, dans le tissu cellulaire des tonsilles, de nombreuses petites glandes en grappe, qui jouent un rôle important dans leur structure. Les conduits excréteurs de ces glandes présentent des dispositions analogues à celles des follicules linguaux et débouchent, soit à la surface de la muqueuse amygdalienne, soit dans les conduits caverneux de ces organes.

Outre cette description anatomique, nous pourrions invoquer, comme preuve à l'appui de l'existence de ces glandules acineuses, une raison physiologique tirée de la nature des calculs que l'on rencontre quelquefois dans les amygdales. Nous aurons l'occasion d'y revenir.

Vaisseaux sanguins. — Les artères viennent de la linguale, de la pharyngienne inférieure et des palatines; elles se résolvent bientôt en capillaires très-fins, qui entourent, d'après Kölliker, les vésicules closes lymphatiques, de la même manière que les capillaires de l'intestin entourent les vésicules des plaques de Peyer. Les veines forment en dehors de l'amygdale un plexus, qui a de larges communications avec le plexus pharyngien.

Vaisseaux lymphatiques. — Les lymphatiques de l'amygdale ont été injectés par Ch. Schmidt et Frey, et c'est la description qu'en donne ce dernier histologiste, que nous reproduisons, comme étant la plus claire et la plus rationnelle. « On a trouvé, dit-il, dans le voisinage de la capsule des amygdales et dans la capsule elle-même, des vaisseaux lymphatiques considérables, pourvus de valvules et garnis de renflements ganglionnaires. Ces conduits envoient des branches centrales, dont les unes vont entourer les glandes en grappe, et dont les autres se répandent sur la base ou les parties latérales des amygdales. Ces lymphatiques forment un réseau dont les points d'entrecroisement sont fortement renflés; ils pénètrent également dans le tissu lymphoïde situé entre les follicules. Ils se distinguent par leur grande finesse, par leurs anastomoses nombreuses mais irrégulières. Autour des follicules, ces canaux lymphatiques forment des anneaux ou des réseaux annulaires composés de tubes assez étroits. Au niveau de la surface qui limite la cavité centrale des amygdales, les conduits lymphatiques se terminent en cul-de-sac. »

Où vont se rendre les branches lymphatiques afférentes des amygdales? C'est après un travail basé sur plusieurs observations que M. Rendu, de Compiègne, a pu se convaincre que les lymphatiques se rendent aux ganglions du cou, situés derrière l'angle de la mâchoire inférieure ; notion précieuse et qui doit attirer l'attention du praticien sur l'amygdale, lorsqu'il vient à constater que ces ganglions sont le siége d'un engorgement quelconque.

PHYSIOLOGIE.

Usages de l'amygdale.

1° *Comme organe lymphatique.* — La présence du tissu lymphatique qui entre, au moins pour les trois quarts, dans la composition des amygdales, doit faire envisager aujourd'hui ces organes comme des corps adénoïdes qui contribuent à l'élaboration de la lymphe, principal liquide formateur et régénérateur du sang. Ce sont des organes hématopoiétiques, au même titre que les ganglions lymphatiques et la rate.

Sans aller aussi loin que Headland, qui pense que leur absence peut entraîner, sous le rapport de l'hématose, de graves inconvénients, nous croyons néanmoins à l'utilité incontestable de ces organes. Contrairement aux assertions de cet auteur, il est certain que le plus souvent, l'ablation des amygdales hypertrophiées est suivie des plus heureux résultats sous le rapport de la nutrition et du développement corporel. Mais, dans ces circonstances, n'entravaient-elles pas par leur volume une des fonctions les plus importantes de l'économie, la respiration ? Et d'ailleurs comme organes formateurs du sang ne sont-elles pas largement suppléées par les organes lymphoïdes de l'intestin, de la langue, par les ganglions lymphatiques, par la rate, etc.

Passaquay.   2

2° *Comme organe glandulaire.* — L'amygdale sécrète un liquide visqueux, filant, qu'il est très-difficile d'obtenir à l'état de pureté, et dont nous n'avons pu nous procurer l'analyse. Ce liquide, qui a les mêmes caractères physiques que celui des glandules buccales, est certainement fourni par les petites glandes en grappe que nous avons signalées dans la structure de l'amygdale. Cette salive de l'amygdale se rend, par le canal excréteur des glandes acineuses, dans les cavités amygdaliennes qui ne sont que des réservoirs, déversant leur contenu dans la cavité orale, quand les muscles constricteurs supérieurs du pharynx, glosso-staphylin, pharyngo-staphylin, les compriment en se contractant dans l'acte de la déglutition. Sécrétion d'un liquide particulier, lubréfaction et imbibition, par ce liquide, du bol alimentaire au moment de son passage de la cavité buccale dans le pharynx, tel est donc le rôle physiologique que joue l'amygdale, comme organe glandulaire, dans le phénomène de la déglutition.

DES TUMEURS DE L'AMYGDALE EN GÉNÉRAL. CLASSIFICATION.

Avec M. Robin, nous pensons qu'on doit entendre par *tumeur*, un ensemble de productions morbides *persistantes*, de génération nouvelle, et caractérisées par une tuméfaction limitée, quels que soient du reste leurs caractères physiques. Cette définition embrasse ainsi tous les tissus morbides et concrétions. Nous éliminons toutes les tuméfactions produites par la congestion et l'inflammation et, par conséquent, le groupe si nombreux et si varié des angines inflammatoires. Nous éliminons également l'angine phlegmoneuse et *l'abcès* de l'amygdale, considérant que l'abcès, dans cette région, ne nous offre pas les caractères de persistance et de chronicité qui sont une des bases de la définition ci-dessus.

Il nous reste, néanmoins, un nombre assez considérable de tumeurs, et nous éprouvons une difficulté énorme à les classer d'une façon méthodique, avant de les étudier chacune en particulier. Nous pourrions, en nous basant sur les caractères cliniques, diviser les tumeurs de l'amygdale en tumeurs *bénignes* et *malignes*, mais nous préférons, à l'exemple des auteurs modernes, prendre pour point de départ de notre classification l'anatomie pathologique et l'étude microscopique de ces tumeurs. Il est vrai qu'en adoptant ce système, nous nous trouverons parfois très-embarrassés ; telle tumeur en effet, qui, examinée au microscope n'offre aucun caractère de malignité, est cependant maligne à divers degrés. Mais alors nous appellerons la clinique à notre secours, et nous pourrons, d'une façon satisfaisante, porter notre pronostic. C'est donc à une classification purement anatomique que nous avons recours.

Les différents tissus qui entrent dans la composition de l'amygdale peuvent subir, ensemble ou séparément, une hypertrophie simple de leurs éléments et donner naissance à une tumeur. Or, cette hypertrophie peut atteindre le tissu lymphatique seul, et nous aurons un premier groupe :

I. Tumeurs de l'amygdale reproduisant daus l'arrangement et la nature de leurs éléments, le type lymphatique :

a, Hypertrophie simple ; *b*, hypertrophie syphilitique ; *c*, lymphômes ou lymphadénômes.

Cette hypertrophie peut porter spécialement sur l'élément conjonctif; de là un deuxième groupe.

**II. Tumeurs de l'amygdale formées par hyperplasie des éléments
conjonctifs.**

a, Fibrômes et polypes fibreux.

La tumeur de l'amygdale peut dépendre de la prolifération de l'épithélium des glandules acineuses, et
nous aurons un troisième groupe :

**III. Tumeurs formées aux dépens de l'élément glandulaire
de l'amygdale.**

a, Adénômes.

Les éléments de la muqueuse amygdalienne (derme et
épithélium) peuvent à leur tour subir une modification
semblable, d'où :

**IV. Tumeurs de l'amygdale dues à l'hyperplasie des éléments
de sa muqueuse.**

a, Plaques muqueuses végétantes.

Aux éléments anatomiques normaux de l'amygdale
peuvent se joindre des éléments nouveaux qui modi-
fient plus ou moins le type lymphatique.

**V. Tumeurs de l'amygdale reproduisant le type lymphatique, modifié,
tantôt dans la forme et la dimension des éléments cellulaires, tantôt
dans la conformation de son réticulum, tantot dans les deux éléments à la fois.**

a, Lymphosarcômes de l'amygdale.

Le tissu de l'amygdale est envahi et finit par disparaître, remplacé qu'il est par des éléments de nouvelle
formation ; de là un cinquième groupe.

**VI. Tumeurs dans lesquelles un tissu nouveau s'est substitué
au tissu primitif.**

a, Sarcôme (médullaire et fibroplastique); *b*, épithéliôma ; *c*, carcinôme fibreux (squirrhe) ; *d*, carcinôme médullaire (encéphaloïde) ; *e*, tumeurs tuberculeuses ; *f*, tumeurs gommeuses.

Il est une autre espèce de tumeur de l'amygdale qui rentre dans notre définition, et peut-être nous reproche-rait-on de n'en avoir pas parlé? Nous placerons donc dans un septième groupe :

VII. Tumeurs de l'amygdale par présence de corps étrangers.

a, Organisés (acéphalocystes) ; *b*, inorganiques (con-crétions caséeuses, calculs).

SYMPTOMATOLOGIE.

Afin de ne pas nous répéter à chaque instant dans l'étude symptomatologique des tumeurs de l'amygdale en particulier, il nous a semblé plus naturel de faire un chapitre spécial, dans lequel nous passerons en re-vue les symptômes communs à toutes les tumeurs de l'amygdale, en tant que tuméfaction proprement dite.

Une tuméfaction de l'amygdale, de quelque nature qu'elle soit, rétrécit plus ou moins l'isthme du gosier, et doit avoir une influence considérable sur deux grandes fonctions de l'économie, la respiration et la déglutition. Cette influence se fait sentir à des degrés divers suivant l'âge de l'individu, et il est indispensable de l'étudier d'abord chez l'enfant, ensuite chez l'adulte.

I. Influence des tumeurs de l'amygdale
sur la santé des enfants.

a. Respiration. — Lorsque les tonsilles ont acquis un volume considérable, elles poussent devant elles et im-

mobilisent le voile du palais et la luette habituellement
déformée ; elles bouchent plus ou moins complètement
l'orifice postérieur des fosses nasales et elles se rapprochent quelquefois sur la ligne médiane, au point de
transformer l'orifice guttural en une simple fissure
perpendiculaire.

Les deux seuls orifices donnant passage à l'air nécessaire à la respiration sont donc en partie oblitérés, et
la quantité de l'air inspiré en est par cela même considérablement diminuée. Or, il est une loi d'observation
physiologique voulant que les organes non encore complètement développés, et dont les fonctions sont en
partie abolies, subissent un temps d'arrêt dans leur développement ultérieur. Cette loi est parfaitement appli-
cable aux fosses nasales, et il est facile d'observer, chez
les enfants dont les amygdales sont depuis longtemps
hypertrophiées, un développement incomplet de ces
cavités. De là l'exiguïté de la face, l'étroitesse du nez,
le peu d'étendue de la voûte palatine et de l'arcade den-
taire supérieure que l'on remarque chez ces enfants.

Cet arrêt de développement se retrouve aussi dans
les voies aériennes et en premier lieu dans le larynx.
De là cette altération dans la voix qui, le plus souvent
faible et voilée, peut dans quelques cas être aphone.

Mais c'est sur l'appareil de l'hématose lui-même,
c'est sur la conformation et le développement du thorax,
que l'influence néfaste de l'hypertrophie amygdalienne
se fait surtout sentir. Déjà Dupuytren, dans un mémoire
publié en 1827, avait particulièrement insisté sur la déformation de la poitrine, spéciale aux enfants affectés
d'hypertrophie des amygdales.

Le fait a été depuis bien des fois confirmé, et par

Velpeau dans une de ses cliniques, par Robert dans un mémoire spécial, par Guersant, Forget, par Coulson et Mason Warren. Ce dernier, dans un relevé de 15 observations, a pu remarquer onze fois une déformation très-notable du thorax, consistant en une saillie antérieure des cartilages des côtes, avec une excavation considérable du sternum. Cette déformation a été l'objet d'une étude approfondie de la part de M. Lambron ;

« Longtemps, dit-il, cette conformation spéciale du thorax a été confondue avec les déformations rachitiques ; elle en diffère cependant d'une façon notable. Le principal caractère de l'altération rachitique est de présenter une saillie des cartilages costo-sternaux et deux gouttières verticales comprenant presque toute la hauteur de la poitrine. Tout au contraire la déformation thoracique, due à l'hypertrophie tonsillaire, est caractérisée par une dépression transversale au niveau de la réunion du tiers inférieur avec les deux tiers supérieurs, et paraissant avoir été produite comme par un anneau. »

Cette déformation est due probablement à la grande flexibilité des côtes dans le jeune âge, à leur affaissement, par la pression extérieure qui n'est plus contre-balancée par celle de l'air raréfié contenu dans les vésicules pulmonaires. « Une trop petite quantité d'air arrive dans les poumons à chaque inspiration, dit Robert, la pression exercée à l'intérieur de ces organes est donc trop faible par rapport à la pression extérieure qui s'exerce sur le thorax et tend ainsi à l'aplatir. » M. Lambron propose une autre explication qui paraît également très-judicieuse : partant de ce principe, basé sur des développements physiologiques, que la respiration, dans les cas d'obstacle situé à la partie supérieure des voies aériennes ou au-dessus d'elles (larynx, pharynx), s'effectue principalement par le diaphragme, il conclut que, chez les enfants atteints d'hypertrophie dont la charpente osseuse est encore peu résistante, les contractions énergiques et répétées de ce muscle doivent amener une dépression des points de la poitrine qui correspondent à ses insertions. Celles-ci répondent précisément à la dépression transversale qui caractérise la déformation particulière de l'hypertrophie.

Pour constater si cette déformation thoracique dépend réellement de l'influence directe de l'hypertrophie amygdalienne, il est nécessaire de mesurer la capacité pulmonaire d'un enfant atteint d'hypertrophie et de mesurer cette même capacité après l'ablation des amygdales. C'est ce qu'a fait M. Champouillon, et nous ne pouvons nous dispenser de relater ici son expérience.

OBSERVATION I.

L... T..., né de parents sains et robustes, a été, dès l'âge de 3 ans, sujet à de fréquents maux de gorge qui amenèrent un gonflement considérable des amygdales. Quand je vis cet enfant pour la première fois, il venait d'atteindre sa neuvième année; il était alors d'une apparence chétive et d'une santé fort chancelante; les amygdales, toujours volumineuses, étaient dures et absolument indolentes.

Je mesurai à cette époque la capacité des poumons de T... au moyen du spiromètre consistant tout simplement en un tube courbé en forme de siphon, et dont la branche la plus courte s'engage dans une cloche graduée remplie d'eau et plongeant dans une cuve. L'échelle de cette cloche comprend 80 degrés.

Une inspiration maxima faite à l'air libre par T..., et suivie d'une expiration maxima dans la longue branche du spiromètre, fit baisser le niveau de 80 à 62.

Les amygdales furent enlevées par Robert, le 9 juin. Quatre mois après l'opération, la capacité de l'enfant avait augmenté de 8 degrés, (54 du spiromètre). Le thorax, de forme cylindrique jusque là, acquit de l'ampleur et de la symétrie ; la taille un peu déformée prit une élongation régulière, etc....

Déglutition et digestion. — L'influence de l'hypertrophie amygdalienne sur la déglutition est évidente de prime abord. L'obstacle apporté à l'accomplissement de cette fonction, devient quelquefois si considérable que Mason-Warren cite un cas dans lequel on ne put donner au malade de nourriture solide avant d'avoir réduit le volume des amygdales par un astringent énergique. Le voile du palais étant rendu immobile, on observe fréquemment le retour des liquides par les narines. Les malades souffrent souvent de dysphagie, et toutes ces causes réunies ne tardent pas à amener une véritable dyspepsie, nouvelle complication et nouvelle cause d'affaiblissement de l'organisme.

Organe du goût. — L'arrêt de développement des fosses nasales, la sécheresse de la gorge, provenant de ce que les enfants affectés sont obligés de respirer la bouche ouverte, amènent rapidement une abolition presque complète des facultés gustatives.

Organe de l'ouïe. — La surdité est fréquente dans l'hypertrophie amygdalienne, et trouve facilement sa raison d'être, dans le voisinage des amygdales et de l'orifice de la trompe d'Eustache. Il est vrai que Kramer prétend qu'il est impossible d'admettre le moindre rapport entre l'hypertrophie des amygdales et l'oblitération de la trompe ; mais Menière, dans une note, le réfute en disant : « Je possède plus de cent observations de surdité chez des jeunes sujets, dans lesquelles la guérison

complète de la maladie a été le résultat de l'ablation
d'amygdales hypertrophiées. Je ne connais pas de fait
mieux démontré que celui-ci... » Cette surdité est-elle
le résultat de la pression exercée par l'amygdale hypertrophiée sur l'orifice de la trompe d'Eustache, comme
le veulent Velpeau, Itard, Guersant, Parker, Baudens?
Est-elle due uniquement à une inflammation chronique
du voisinage? Nous serions tenté d'admettre ces deux
modes d'action, bien que M. Chassaignac ait essayé de
réfuter le premier, au moyen de raisons purement anatomiques. Ce qu'il y a de certain, c'est que la disparition
de cette surdité suit de très-près l'ablation des amygdales hypertrophiées, et nous verrons plus loin dans
une observation assez complète que l'ablation d'une
amygdale d'un seul côté fit disparaître la surdité de ce
côté là seulement.

Circulation. — Le voisinage de l'amygdale et des gros
troncs veineux et artériels qui ramènent ou portent le
sang vers les centres nerveux, rend compte de la possibilité de la compression de ces vaisseaux par une tumeur
amygdalienne, et par suite des différents troubles fonctionnels qui en sont la conséquence. Ainsi remarque-t-on
chez quelques enfants atteints d'hypertrophie, de la céphalalgie, de l'insomnie et de l'agitation pendant le
sommeil, de la torpeur, de l'inertie et de l'obtusion de
l'intelligence, de l'inaptitude au travail, etc...

Développement physique de l'organisme. — Les troubles
si nombreux et si variés que nous venons de passer en
revue, et qui altèrent dans leur forme et leurs fonctions un si grand nombre d'organes importants; doi-

vent avoir une influence funeste sur le développement physique de l'enfant.

Le système musculaire ne peut pas acquérir tout le développement dont il est susceptible, puisque l'essoufflement, qui survient au moindre exercice, ne permet pas à celui qui est atteint d'hypertrophie des amygdales, de donner à ses muscles cette plénitude d'activité nécessaire pour leur évolution complète. Aussi le corps reste-t-il grêle et débile, la taille peu élevée, l'aspect général chétif. Chez les jeunes filles, on observe fréquemment un retard considérable dans l'apparition des signes de la puberté, la menstruation et le développement des seins.

Déjà Harvey et Crisp avaient insisté sur les relations physiologiques et pathologiques qui existaient entre les amygdales et les organes de la génération. Plusieurs faits publiés par M. Verneuil sont venus confirmer cette opinion, et M. Chassaignac cite l'observation d'une jeune fille présentant une hypertrophie amygdalienne unilatérale avec absence de développement de la mamelle correspondante. Aussitôt l'amygdale enlevée, la glande mammaire augmenta petit à petit de volume et put arriver bientôt à ses dimensions normales.

On peut reconnaître combien est réelle l'influence exercée par l'hypertrophie amygdalienne sur la constitution, dans la constatation de ce fait, que dans les familles où un seul enfant est atteint de cette hypertrophie, on trouve chez lui des signes de débilité qu'on ne rencontre ni chez ses frères, ni chez ses sœurs.

Développement intellectuel. — La surdité, la faiblesse et l'altération de la voix, la débilité naturelle, l'inaptitude aux jeux, rendent les fonctions de relation de l'enfant presque impossibles. Aussi reste-t-il dans un état d'infériorité intellectuelle considérable relativement aux enfants de son âge et de sa condition.

Nous pourrions apporter comme preuve à l'appui de ces différents symptômes produits par les tumeurs des amygdales et en particulier l'hypertrophie, un certain nombre d'observations : nous devons nous contenter, faute d'espace, d'en relater une seule que nous empruntons à M. Chassaignac et qui nous a paru fort intéressante à tous les points de vue.

OBSERVATION II.

Hypertrophie amygdalienne simple.

B..., âgé de 16 ans 1/2, a déjà été opéré deux fois pour l'hypertrophie des amygdales. Dans les deux cas, il y a eu ablation incomplète. Les inconvénients nombreux occasionnés par l'hypertrophie des amygdales, chez ce jeune homme, ont un peu diminué mais n'ont pas disparu et les parents réclament une troisième opération.

Symptômes : 1° agitation insolite pendant le sommeil et qui consiste en un mouvement alterne incessant, par suite duquel la tête vient battre contre les côtés du lit.

2° Une surdité incomplète, mais dont la relation avec l'hypertrophie est tellement certaine, qu'aujourd'hui où l'amygdale gauche persiste encore avec un volume assez considérable, la surdité existe d'une manière très-marquée à gauche, tandis qu'elle n'existe presque plus du côté droit, où l'amygdale a été beaucoup plus amoindrie par les opérations antérieures.

3o Rétrécissement tellement prononcé des fosses nasales, que c'est à peine si l'air peut passer par la gauche, qui est presque oblitérée comme elle l'est quand il y a polype.

4o Ganglion cervical induré à gauche à la hauteur de l'amygdale hypertrophiée, et n'ayant pas de continuité avec elle.

5o Voix tellement altérée, que l'on est frappé des caractères qu'elle présente aussitôt que le jeune garçon parle.

6o La poitrine est peu développée, sans déformation bien marquée.

7o L'état intellectuel et moral offre des bizarreries qui ont frappé les parents et les inquiètent.

Pas d'aptitude au travail. Ses parents sont très-intelligents et même distingués. Tous les autres enfants de la même famille, au nombre de cinq, ne présentent point cette sorte d'arrêt de développement.

Il y a une sorte d'état permanent de névropathie pharyngienne, ou si l'on veut d'hyperesthésie pharyngienne telle que cet enfant ne peut rien supporter dans cette région. On le touche avec une solution légère de nitrate d'argent ; il déclare qu'il a éprouvé des douleurs atroces, qu'il préfère l'opération. On lui fait de simples frictions avec la pommade iodée sur les régions sous-maxillaires latérales : il se plaint presque aussi vivement.

On ne peut donc conserver l'espoir d'amener une solution, dans une situation devenue vraiment difficile, que par une nouvelle opération.

En somme ce qui touche, chez cet enfant, à la question de ses amygdales, le préoccupe d'une manière tout-à-fait insolite pour son âge; il y a un peu de cette préoccupation des hypochondriaques.

M. Chassaignac procédant à l'opération, essaie l'emploi de l'anneau sur l'amygdale gauche. On n'y peut songer à droite. Mais à gauche l'énucléation réussit complètement et l'amygdale est enlevée avec une collerette muqueuse : preuve certaine de l'énucléation. L'amygdale enlevée est d'un assez bon volume, mais il faut croire qu'il y a tassement ou étranglement, car on est frappé de la grandeur de l'espace, de l'hiatus énorme que laisse l'amygdale enlevée. J'essaie pour la droite le bistouri, j'en enlève une portion et je laisse le reste.

Les suites de l'opération ont été des plus simples et des plus bénignes.

Nous devons, avec M. Chassaignac, conclure de l'ensemble de ces faits : « L'hypertrophie des amygdales n'est par elle même qu'une maladie de peu d'importance, mais si l'on se reporte au tableau des nombreux inconvénients qu'elle entraîne, on verra qu'une affection, qui a exercé pendant de longues années une influence fâcheuse et déprimante sur les fonctions les plus nécessaires à la vie, qui a entravé l'hématose, la digestion, l'action cérébrale, l'action musculaire, a amoindri d'une manière irrévocable la force de la constitution.

II. Influence des tumeurs de l'amygdale
sur les adultes.

L'adulte est arrivé à cette période de la vie où les organes ont acquis leur développement normal; aussi doit-on prévoir que les tumeurs amygdaliennes ne donneront pas lieu, dans ces circonstances, à ces déformations spéciales, sur lesquelles nous avons insisté dans l'étude de l'hypertrophie amygdalienne chez l'enfant. Mais, ceci à part, nous retrouvons tous les autres symptômes à un degré d'autant plus considérable, que les tumeurs ont un volume plus grand. Ainsi, la surdité est la règle ; la gêne de la respiration, la difficulté de la déglutition, la dysphagie, la compression des vaisseaux s'y observent presque toujours. La voix peut être forte, mais son timbre est changé ; les sons deviennent gutturaux et nasillards. Je passe, bien entendu, sous silence les syptômes généraux, les altérations de la constitution, la cachexie à ses différentes périodes, qui sont dues beaucoup moins à la présence de la tumeur à l'isthme du gosier, qu'à sa nature et à sa marche. Nous réservons naturellement la relation de ces symptômes à l'étude de chaque tumeur de l'amygdale en particulier.

III. Des tumeurs de l'amygdale en particulier.

I. Tumeurs de l'amygdale reproduisant, dans l'arrangement et la nature de leurs éléments, le type lymphatique.

a. *De l'hypertrophie simple de l'amygdale.*

Etiologie. — L'hypertrophie simple des amygdales, très-fréquente chez l'enfant, se rencontre beaucoup plus rarement chez l'adulte. Elle provient de deux ordres de causes qui sont souvent réunies, à savoir :

1° Constitution lymphatique.

2° Amygdalites répétées.

Le nombre des follicules solitaires de l'intestin, des ganglions mésentériques et bronchiques, le volume des plaques de Peyer et des amygdales, varie considérablement chez des personnes, du reste bien portantes. Böttcher a vu les follicules manquer totalement dans la langue, et il est parti de là pour regarder à tort ces derniers comme des produits pathologiques. Il s'agit ici évidemment de conditions congénitales, et on sera bien obligé d'admettre, sous ce rapport, une constitution lymphatique (constitution leucophlegmasique, tempérament lymphatique, de différents auteurs).

Une semblable constitution entraînera certainement aussi une prédisposition morbide qui ne fera qu'augmenter, car plus il y a d'organes lymphatiques et plus il y a de prise aux influences fâcheuses extérieures et intérieures. On conçoit qu'une telle condition congénitale soit aussi héréditaire (Virchow).

Cette prédisposition morbide est évidente pour les amygdales en particulier, et il n'est pas rare chez les enfants atteints d'hypertrophie de ces organes, de trouver d'autres signes certains de lymphatisme.

Il en est cependant un certain nombre qui n'offrent aucun de ces signes et qui ont cependant les amygdales très-grosses. Elles le sont devenues à la suite d'amygdalites répétées, surtout au moment de la dentition, sous l'influence du mouvement fluxionnaire qui se fait à cette époque dans la bouche et ses dépendances. L'hypertrophie amygdalienne peut apparaître également chez l'adolescent bien portant : ces organes semblent alors subir la même influence congestive et hypertrophique que les organes génitaux.

Anatomie pathologique. — L'hypertrophie porte essentiellement sur le tissu lymphatique. Elle vient, dit Virchow, du développement plus considérable des follicules lymphatiques disposés autour de la crypte ; de sorte que, sur une coupe, on voit chaque crypte entourée d'une couche épaisse d'aspect médullaire, au milieu de laquelle les contours des follicules sont souvent entièrement effacés. Cette hyperplasie des amygdales est donc en même temps une tuméfaction lymphatique cellulaire, de même en général que tout gonflement un peu considérable et chronique des amygdales.

Ayant eu plusieurs fois l'occasion d'examiner au microscope des amygdales hypertrophiées, nous avons pu constater l'exactitude de la description donnée par Virchow. Les follicules clos ont en effet presque totalement disparu, et on ne trouve plus, sous le champ du microscope, qu'une quantité innombrable d'éléments cellulaires lymphatiques dont le noyau est coloré par le carmin. Ces éléments, de dimension normale du reste, sont si nombreux qu'il est impossible de distinguer les trabécules du tissu réticulé, et ce n'est qu'après avoir chassé au pinceau les éléments cellulaires, qu'on parvient à distinguer les mailles qui les contiennent. Ces trabécules paraissent même avoir augmenté de volume. Les capillaires fortement dilatés sont remplis de globules rouges.

Cette structure est exactement celle que les histologistes attribuent au lymphadénôme, et nous nous croyons autorisés à donner à l'hypertrophie amygdalienne, le nom de lymphadénôme simple.

Marche et pronostic. — La marche de l'hypertrophie simple des amygdales est essentiellement chronique, et il est rare qu'elle disparaisse d'elle même. Le pronostic est absolument bénin, si l'on a recours de bonne heure au traitement que nous indiquerons plus loin, dans un chapitre spécial.

b. *De l'hypertrophie syphilitique de l'amygdale.*

Les amygdales peuvent être le siége de tumeurs à toutes les périodes de la syphilis ; mais l'hypertrophie simple, qui seule doit nous occuper ici, ne se rencontre que dans les deux premiers stades de cette affection. Les tumeurs de la période tertiaire (tumeurs gommeuses, tissu de granulations) seront étudiées plus loin, comme faisant partie d'un groupe anatomique différent.

1° *Début de la syphilis.* — Jusqu'ici l'on n'avait considéré l'angine syphilitique que comme un accident de la syphilis constitutionnelle. M. Vincenzo Tanturri vient d'appeler l'attention des syphiliographes sur une modification particulière des amygdales, qui s'observe au commencement de l'affection syphilitique, avant même que les accidents secondaires aient apparu. Il s'agit d'une tuméfaction indolente de ces organes.

D'après un relevé de quarante-deux observations, M. Tanturri affirme.

1° Qu'après la lésion primitive de la syphilis (chancre infectant), il se développe, dans quelques cas, une tuméfaction indolente et sans rougeur des amygdales, tuméfaction qui accompagne l'altération des ganglions lymphatiques.

2ᵉ Que ce phénonème a un certain rapport avec l'âge

de l'individu ; les trois quarts des malades étaient âgés de dix-neuf à trente ans.

3° Que cette tuméfaction des amygdales est en rapport inverse de l'adénite ganglionnaire ; elle est d'autant moindre qne l'adénite est plus prononcée et vice versâ.

4° Qu'elle est tantôt bilatérale et plus souvent uni-latérale.

5° Ce symptôme peut servir dans quelques cas à éclairer le diagnostic, surtout lorsque l'altération des ganglions lymphatiques est peu accusée.

Ces études de M. Tauturri ont pour but non seulement l'observation clinique mais encore l'histologie. Nous savons maintenant que les amygdales se rapprochent, par leur structure, des ganglions lymphatiques, et qu'elles appartiennent à la grande classe des glandes sanguines. Les amygdales se comporteraient donc, dans certains cas, au commencement de l'infection syphilitique, de la même manière que les ganglions lymphatiques, et mériteraient alors le nom de bubons amygdaliens.

2° *Période secondaire de la syphilis.* — Une description déjà passable de l'érythème syphilitique bucco-pharyngien nous a été laissé par Swediaur : « Quand le virus syphilitique, dit cet auteur, est absorbé dans la masse du sang, il porte le plus souvent sa première action sur la gorge. Le malade accuse peu de douleur, ou simplement du malaise et une déglutition pénible. En examinant la gorge, on ne trouve parfois qu'un gonflement considérable des amygdales et de la luette, accompagné d'une rougeur vive qui s'étend aux parties environnantes. »

L'hypertrophie des amygdales se rencontre en même temps que la plupart des affections syphilitiques de la gorge, à l'exception des plaques muqueuses avec lesquelles elle coïncide plus rarement; on peut cependant la considérer comme un phénomène indépendant de la nature des lésions de la muqueuse.

. Aucune forme de l'hypertrophie des amygdales n'est exclusivement propre à l'angine syphilitique; quoiqu'elle prenne naissance sous l'influence de l'infection générale elle ne peut servir à la caractériser, puisqu'on rencontre les mêmes formes dans l'induration inflammatoire simple (Martellière).

L'étude histologique de l'amygdale hypertrophiée, dans la période secondaire de la syphilis nous démontre, en effet, que cette variété de tumeur ne diffère en rien, sous le rapport de la structure, de l'hypertrophie simple: même prolifération cellulaire, même réticulum, même hyperémie capillaire, etc., aussi désignerons-nous cette tumeur par le nom de lymphadénôme syphilitique.

Nous avons vu que cette hypertrophie pouvait être indépendante d'une lésion secondaire siégeant sur l'amygdale ; mais elle peut quelquefois coïncider ou dépendre plus ou moins d'une de ces lésions, comme nous le verrons dans l'observation suivante, que nous devons à l'obligeance de M. Duret.

OBSERVATION III.

Lymphadénôme syphilitique de l'amygdale ; plaques muqueuses
de l'amygdale. — Par M. Auger.

Dufort Alexandrine, lingère, entrée le 12 avril 1873, sortie le 1er mai, Salle Sainte-Magdeleine, hôpital Saint-Antoine, service de M. Anger.

La malade se plaignait de douleur dans la gorge, de gêne dans la déglutition et même dans la respiration. La pression est douloureuse

derrière l'angle de la mâchoire inférieure ; on remarque également une
légère tuméfaction dans cette région. Au fond de la gorge, on aperçoit
les amygdales énormes, faisant saillie dans l'isthme du gosier de manière
à le fermer presque complètement. La rougeur n'est pas trop accentuée,
mais on découvre sur la surface des amygdales plusieurs plaques grisâ-
tres, humides, offrant en un mot tous les caractères des plaques muqueuses. Cette femme nie cependant tout antécédent syphilitique : mais
on découvre sur différentes parties du corps une éruption papulo-squa-
meuse, dont l'origine n'est pas douteuse.

On enlève immédiatement une des amygdales avec l'amygdalotôme,
et on prescrit un traitement à l'iodure de potassium. Quelques jours
après, on enlève la seconde amygdale.

A partir de ce moment, la malade fut soulagée ; quinze jours après
elle sortait dans un état d'amélioration très-évident.

Les parties de l'amygdale réséquées, sont à peu près de la grosseur
d'une noix. Sur une coupe perpendiculaire, on aperçoit un tissu blanc
grisâtre d'une consistance molle, peu vasculaire.

A l'examen microscopique, fait avec beaucoup de soin par M. Duret,
interne des hôpitaux, on reconnait assez facilement que la tumeur est
due à l'hypertrophie simple du tissu lymphatique : c'est un lymphadénôme.

Marche. — L'hypertrophie syphilitique peut avoir une
durée plus ou moins longue, mais elle disparaît d'ordinaire assez rapidement, sous l'influence d'un traitement
spécifique, et l'intervention chirurgicale n'est nullement indiquée.

c. *Lymphadénômes de l'amygdale.*

On donne ce nom à des tumeurs formées par le tissu
adénoïde de His. Dans les ganglions et les autres organes lymphatiques, par conséquent, dans l'amygdale,
le lymphadénôme paraît dépendre d'une simple hypertrophie des éléments de ces organes. On y trouve, en
effet, tous les éléments du tissu lymphatique, cellules
et réticulum, mais en beaucoup plus grande abondance
qu'à l'état normal, En un mot, l'organe a conservé sa

structure, mais il a augmenté considérablement de volume. Le lymphadénôme de l'amygdale, au point de vue histologique, ne diffère donc en rien de l'hypertrophie simple ; mais au point de vue clinique, il n'en est plus de même.

Ces tumeurs se rencontrent, en effet, dans deux états morbides graves, l'adénie ou plutôt lymphadénie et la leucocythémie ou plutôt lymphadénie leucémique. Elles en diffèrent au point de vue de la marche, en ce sens qu'elles sont toujours mal limitées au milieu des organes qui les entourent, qu'elles ont beaucoup de tendance à l'envahissement, qu'elles ont un aspect cérébriforme, et se rapprochent ainsi singulièrement du carcinôme médullaire ou cancer encéphaloïde. La structure de ces lymphadénômes n'est du reste pas toujours aussi simple, et nous verrons plus loin, lorsque nous étudierons les lymphosarcômes qui s'observent également dans la leucocythémie, par quelle gradation histologique presque insensible, nous arrivons du lymphadenôme simple, au lymphadénôme malin et au lymphosarcôme, et du lymphosarcôme au carcinôme.

1° *Lymphadénôme de l'amygdale dans la lymphadénie.* — L'amygdale étant un organe lymphoïde, et en relation directe avec la chaîne des ganglions cervicaux, il est naturel de penser qu'elle peut être atteinte au même titre que les ganglions, dans cette affection spéciale à laquelle Trousseau a donné le nom d'adénie. L'hypertrophie amygdalienne peut être secondaire, et n'apparaître que lorsque les ganglions du cou ont déjà acquis un volume considérable, mais elle peut également se montrer comme phénomène initial de la maladie, et dans ce cas, c'est la tumeur amygdalienne qui attire d'abord l'attention du praticien.

OBSERVATION IV.

Lymphadénôme de l'amygdale ; anévrysme de la carotide.
Recueillie par Fouilloux, interne du service de M. Demarquay.

Le 16 octobre 1871, se présente à la maison de Santé, un homme de 35 ans, adressé par un médecin de Noisy-le-Grand. Le médecin envoie en même temps une note portant : Phlegmon de l'amygdale et de la région cervicale droite survenu depuis vingt jours ; trachéotomie urgente.

Cet homme, en effet, est en proie à une suffocation intense. La bouche et surtout l'arrière-gorge est remplie par une tuméfaction du volume d'un œuf de poule, rouge violacé, sans fluctuation manifeste.

Depuis la parotide jusqu'à l'angle de la symphyse du menton, existe une tuméfaction qui empiète en bas sur la région sus-claviculaire ; la peau qui la recouvre est peu distendue, a conservé sa coloration normale ; la tuméfaction est dépressible, sans qu'on puisse se prononcer sur l'existence de la fluctuation. Le larynx n'est pas dévié.

Le malade fait remonter à quatre semaines le début de cette tumeur tant interne qu'externe.

Quelques heures après son entrée, on pratique, dans la tuméfaction buccale, une ponction avec un bistouri : il ne sort que du sang. Quand il s'est écoulé deux ou trois palettes de ce sang plutôt veineux qu'artériel, qui sort en nappe, on introduit un tampon de charpie pour parer à l'hémorrhagie. Le sang coule toujours , puis au bout de cinq minutes le malade pâlit, il est pris d'un spasme qui lui fait rapprocher les arcades alvéolaires sur les doigts de l'aide qui tenait la boulette de charpie, et il tombe sans pouvoir être rappelé à la vie par les tentatives de respiration artificielle faites pendant un quart d'heure.

L'autopsie n'a pas pu dépasser la bifurcation de la trachée.

La bouche est remplie de caillots sanguins diffluents ; un peu de sang tapisse la face interne du larynx et de la trachée. La tumeur remplit la moitié droite de la cavité buccale, jusqu'à la paroi postérieure du pharynx. Les ganglions cervicaux et vertébraux sont tous hypertrophiés.

Le centre de la tumeur est rempli de caillots sanguins. Les veines jugulaires, l'artère carotide primitive, la carotide externe, passent au-devant de la tumeur et en dehors.

La carotide interne présente une dilatation anévrysmale.

L'examen de la tumeur, fait par M. Ranvier a démontré du tissu réticulé avec des cellues lymphatique. C'était donc un lymphadénôme, (in bull. Soc. anat. octobre 1871).

Ce fait a donné lieu au sein de la Société anatomique à une discussion que je me crois obligé de reproduire.

M. Malassez. — Il y a deux choses à examiner dans cette tumeur : la périphérie et le centre ; 1° la périphérie paraît formée par un lymphadénôme ; 2° le centre est occupé par la carotide qui devient adhérente à son entrée dans la tumeur ; plus on s'avance dans celle-ci, plus l'adhérence devient intime, et on tombe bientôt sur une poche anévrysmale, probablement formée par destruction de la paroi artérielle par la tumeur ; autour de cette poche on trouve enfin une couche de caillots passifs. Il semble qu'il se soit formé primitivement un lymphadénôme ; que les parois artérielles, étant altérées par la tumeur, il se soit fait un anévrysme, d'où l'épanchement sanguin qui entoure la poche.

M. Chassaignac. — La dilatation de la carotide date évidemment d'un époque asses éloignée, que l'anévrysme ait débuté ou que la tumeur l'ait précédé ; le temps écoulé depuis le début de la maladie, quatre semaines, est évidemment trop court pour expliquer les altérations constatées.

M. Malassez. — Je suis de l'avis de M. Chassaignac. Ce travail a dû demander un temps assez long ; ce qui me fait dire que la tumeur a précédé la formation de l'anévrysme, c'est que la carotide, adhérente à son entrée dans la masse morbide, le devient de plus en plus, à mesure qu'on la suit plus loin, et il vient bientôt un moment où la dissection est tout à fait artificielle.

Le lymphadénôme de l'amygdale peut donc avoir en partage cette propriété d'adhérer aux organes voisins et d'y provoquer un travail ulcératif spécial; il a du reste cela de commun avec les tumeurs de même nature des ganglions du cou. Dans une discussion à la Société anatomique, à propos d'une tumeur ganglionnaire du cou qui avait perforé et ulcéré la carotide, M. Giraldès s'exprimait ainsi : « On sait que c'est un des caractères des tumeurs ganglionnaires ramollies, de perforer les vaisseaux. J'ai présent à la mémoire un fait identique. On amène à un chirurgien un malade présentant, dans la même région une tumeur ayant des caractères analogues. Le chirurgien plonge un bistouri dans la tumeur; il sort un jet de sang. On fait la ligature de la carotide ; le malade succombe, et on reconnaît l'existence d'une tumeur ganglionnaire qui avait perforé le vaisseau et qui s'était fait une poche dans laquelle le bistouri avait plongé.

Ces faits sont pleins d'un enseignement précieux ; et lorsque le chirurgien se trouvera en présence de tumeurs de même nature, il devra s'entourer de toutes les sauvegardes possible, avant de tenter une opération.

OBSERVATION V.

Lymphadénôme de l'amygdale ; hypertrophie considérable des ganglions du cou ; efficacité du traitement arsénical.

Recueillie par le Dr Rouault.

M. B... de Mortagne, âgé de 71 ans, tempérament sanguin, taille au-dessous de la moyenne, embonpoint, visage fortement coloré, vint nous visiter pour la première fois le 16 avril 1855. Il présente sous la mâchoire inférieure, dans la région parotidienne, sur les parties latérales du cou, et jusque dans le creux sus-claviculaire, de grosses masses dures, bosselées, inégales, indolentes, non fluctuantes, peu mobiles, sans changement de coloration à la peau. Lorsqu'il ouvre la bouche et qu'on déprime la langue, on observe que les amygdales sont le siége d'une tuméfaction considérable, avec rougeur et ulcération de leur surface libre, que surmontent des végétations nombreuses et fongiformes. Elles remplissent presque entièrement le pharynx, dont elles obstruent la cavité. De là par conséquent une grande gêne dans la déglutition et la respiration. Le timbre de la voix est aussi profondément altéré. Outre cela, le malade rend à chaque instant, par la bouche, une matière excessivement fétide formée du mélange de la salive avec la suppuration et l'espèce de putrilage qui se sépare de la surface de l'ulcère.

Après cet examen, j'interrogeai M. B. Il m'apprit qu'il y a un an, il éprouva un commencement de malaise dans le gosier et de gêne dans la déglutition. Il en parla à son médecin ordinaire, qui examina la gorge et crut reconnaître un engorgement des amygdales contre lequel on ne fit rien. Cependant, comme le mal faisait des progrès et que la difficulté pour avaler augmentait d'une manière notable, l'excision des amygdales fut résolue. On enleva premièrement celle du côté gauche, la plus volumineuse, et quinze jours après on entreprit d'exciser l'autre.

Mais, soit que l'amygdalotôme dont on se servit fût défectueux, soit qu'il eût été mal appliqué, l'opération échoua, et l'instrument fut retiré hors de la bouche, sans qu'on eût détaché l'amygdale. Le malade, que cette tentative inutile avait fait souffrir, refusa de se soumettre à une nouvelle épreuve. Les choses en restèrent là pendant plusieurs mois, durant lesquels M. B... se trouva un peu soulagé.

Cependant, la maladie s'étant reproduite et ayant fait des progrès rapides, le malade se rendit à Paris.

Là, il fut adressé à un chirurgien de Bicêtre qui, après l'avoir examiné, lui dit qu'une nouvelle opération ne lui paraissait pas utile, et qu'il devait se borner à des gargarismes. Peu satisfait de cette consultation, M. B... revint chez lui, où il resta près d'un mois sans suivre de traitement. Pendant ce temps-là son mal fit de nouveaux progrès, et c'est à ce moment qu'il vint me voir.

Notre diagnostic fut qu'il s'agissait d'un cancer des amygdales déjà très-avancé, et que ce malade y succomberait prochainement. Nous lui conseillâmes cependant, en désespoir de cause, les pilules de chlorure d'or et de sodium qui nous rendent quelquefois de très-grands services contre les engorgements scrofuleux et particulièrement les tumeurs lymphatiques anciennes qui ont résisté aux préparations iodiques.

Traitement suivi pendant un mois. Loin d'avoir éprouvé du soulagement, son état s'était au contraire aggravé. La tumeur des amygdales avait augmenté de volume, les grosses masses qui existaient déjà sous la mâchoire, derrière les oreilles et sur les parties latérales du cou, étaient devenues plus saillantes et plus proéminentes. La peau qui les recouvrait était rouge et violacée, lisse ou amincie, ainsi qu'on l'observe sur les tumeurs encéphaloïdes qui sont sur le point de s'ouvrir.

Aucune de ces bosselures n'était ramollie ni fluctuante ; quelques-unes seulement étaient douloureuses au toucher. Le malade ne souffrait point ; il n'a même jamais éprouvé de ces douleurs lancinantes qui sont encore pour beaucoup de médecins la condition sine qua non de l'existence du cancer. Malgré ces immenses désordres locaux, l'état général restait bon et l'on n'observait encore aucun indice de cachexie ou d'infection générale. Cependant, nous jugeâmes le cas comme tout à fait sans ressource, et comme la mort même pouvait arriver d'un moment à l'autre par suffocation, nous crûmes de notre devoir d'en avertir la famille du malade et le malade lui-même.

Comme il me pria d'essayer encore quelque chose, je lui conseillai la liqueur de Fowler, à commencer par trois gouttes le premier jour. Il devait ensuite augmenter chaque jour d'une goutte jusqu'à ce qu'il éprouvât des malaises, nausées, etc.

M. B... n'a jamais dépassé le nombre de huit gouttes. Sous l'influence de cette médication, il éprouva bientôt une amélioration sensible. Au bout d'un mois, le malade se crut guéri et cessa le traitement. Mais le mal n'était que pallié et non détruit, car il se reproduisit en partie au bout de six semaines. En présence de cette récidive, nous avons cru devoir revenir aux préparations arsenicales. Nous avons recommandé au malade de tâcher de porter la dose jusqu'à 12 ou 15 gouttes par jour.

Voici donc une tumeur qui a pris naissance primitivement dans les amygdales ; ce n'est que plus tard que les ganglions envahis viennent former de chaque côté du cou de grosses masses dures et bosselées. M. Dechambre, dans une note mise au bas de cette observation, incline à penser que cette tumeur n'est autre qu'un sarcôme fibroplastique heureusement modifié par la liqueur de Fowler.

Nous ne saurions accepter cette interprétation, et il nous semble totalement impossible, qu'une tumeur de nature cancéreuse avec dégénérescence avancée des ganglions lymphatiques, ait pu rétrograder d'une façon

si manifeste, sous l'influence de préparations arsenicales. Il est vrai que l'arsenic a été préconisé contre le
cancer en général, mais nous savons aussi que les résultats ont toujours été négatifs.

N'avons-nous pas plutôt affaire, dans ce cas, à un
lymphadénôme de l'amygdale et des ganglions du cou ;
ne doit-on pas croire que nous sommes en présence d'un
de ces faits de lymphadénie limitée aux ganglions de la
partie supérieure du tronc, et dont Trousseau a déjà
donné plusieurs exemples ? L'examen histologique
n'ayant pas été fait, nous ne pouvons faire que des sup-
positions à cet égard, mais la marche de la maladie
semble donner raison à notre interprétation.

Quant au traitement arsenical qui paraît avoir donné
ici les meilleurs résultats, nous savons qu'il a déjà été
préconisé dans les cas d'engorgements ganglionnaires
généralisés.

Oppolzer administrait la liqueur de Fowler et récem-
ment M. Bourdon conseillait l'eau arsenicale de La Bourboule ; les résultats, il est vrai, n'ont pas toujours ré-
pondu à l'attente, mais l'exemple que nous mettons
sous les yeux doit nous engager à persévérer dans cette
voie.

OBSERVATION VI (inédite).

Lymphadénôme des amygdales consécutif à un engorgement ganglionnaire généralisé sans leucémie. (Communiquée par M. Sockel, externe dans le service de M. Tillaux.)

Estival (Louis), tailleur, âgé de 62 ans, entre à l'hôpital Lariboisière le
6 janvier 1873, mort le 13.

Ce malade semble avoir toujours joui d'une bonne santé, à peine interrompue par des accès de fièvre intermittente à l'âge de 7 ans et ayant
duré un mois environ ; pas d'alcoolisme.

Pendant le siége de Paris, ayant subi de nombreuses privations, il sentit ses forces diminuer.

Au mois de juin 1872 il vit se développer d'abord au cou, puis dans d'autres parties du corps, des tumeurs indolentes, dures, manifestement ganglionnaires.

Ce développement de tumeurs continuait insensiblement et se généralisait de plus en plus, lorsque, il y a trois semaines environ, ont paru à la partie interne et inférieure des cuisses deux tumeurs très-douloureuses avec rougeur vive de la peau, tumeurs qui gênaient considérablement la marche.

A ce moment le malade entre à l'hôpital.

Etat actuel : Cachexie profonde, pâleur mate de la peau, muqueuses décolorées, amaigrissement général.

Au cou, pléiade ganglionnaire très-accusée, formant sur les côtés, en arrière et en avant, des tumeurs en général peu volumineuses, indolentes, la plupart mobiles, sans adhérence ni changement de couleur à la peau.

Les deux amygdales sont volumineuses.

Même hypertrophie ganglionnaire sous les aisselles, aux aines ; développement de ganglions dans des points où il n'en existe pas à l'état normal.

Cependant, le malade a conservé de l'appétit et digère facilement. La déglutition n'est point pénible. Depuis quelque temps, la respiration est quelque peu gênée, le malade est vite essoufflé : signes manifestes d'excavation pulmonaire aux sommets.

L'amygdale droite présente vers sa partie moyenne et sur sa face interne une excavation assez profonde.

La rate est hypertrophiée ; le foie normal.

A la face interne des cuisses, abcès formant tumeur de la grosseur d'un œuf de poule, et dont l'un s'est ouvert spontanément avant son entrée à l'hôpital. Celui-ci et les autres successivement incisés donnent lieu à un écoulement de pus sanguinolent ; il y a sphacèle du tissu cellulaire.

L'état général du malade est mauvais ; il est oppressé, abattu et consumé depuis deux jours par une fièvre vive.

Mort dans la journée du 13 janvier.

L'examen du sang fait pendant la vie n'a point fait découvrir d'augmentation dans le nombre des globules blancs par rapport aux globules rouges.

A l'autopsie, faite le 14 janvier, le cadavre présente les lésions ordinaires de l'adénie.

L'examen microscopique des amygdales a été fait par M. Malassez qui a bien voulu nous montrer ses préparations. Cette tumeur était composée de cellules lymphatiques très-nombreuses contenues dans le réticulum caractéristique ; c'était donc un lymphadénôme ; les capillaires dilatés étaient remplis de globules rouges.

Nous sommes ici en présence d'un cas d'hypertrophie lymphatique généralisée, dans lequel les amygdales ont été atteintes comme les autres organes lymphatiques. Remarquons toutefois qu'elles n'ont pas paru gêner la déglutition, et qu'elles n'ont attiré l'attention que comme phénomène tout à fait accessoire.

Remarquons aussi qu'il y avait une ulcération profonde de l'amygdale droite, fait qui s'observe encore assez fréquemment dans cette variété de tumeur.

Les lymphadénômes de l'amygdale affectent souvent une marche rapide et promptement funeste : « Les pires cas, dit Virchow, sont ceux où les tumeurs se développent rapidement et forment des masses médullaires, envahissant les tissus de voisinage. Les malades affectés de semblables tumeurs y échappent rarement : l'anémie survient, la nutrition est entravée, la rate s'hypertrophie et le malade meurt dans le marasme. Ces lymphômes malins que Lücke appelle lympho-sarcômes ne peuvent être distingués anatomiquement des formes bénignes ; mais ils se reconnaissent cliniquement à leur progression rapide et surtout à ce qu'ils envahissent de proche en proche les tissus avoisinants. Ils semblent destinés à récidiver et doivent être comptés parmi les plus malignes des tumeurs.

C'est à une production de ce genre que Lawrence a eu affaire dans le cas suivant :

OBSERVATION VII.

Lymphadénôme de l'amygdale à marche rapide. (Lymphôme mali de Virchow.)

Un cultivateur de 45 ans environ, d'une bonne santé antérieure, vint se faire soigner à l'hôpital Saint-Barthélemy pour une hypertrophie de l'amygdale qui gênait la déglutition. Elle était en effet assez grosse pour être difficilement embrassée dans l'anneau de l'amygdalotôme ; néanmoins elle fut excisée et au microscope, on constata qu'il s'agissait simplement d'une hypertrophie de l'amygdale. Il retourna chez lui, mais revint au mois d'octobre avec une tumeur de la grosseur d'un œuf qui remplissait le pharynx.

Il fallut l'écraseur pour l'enlever en totalité.

Un nouvel examen montra qu'il s'agissait encore d'une simple hypertrophie apparente et on ne trouva absolument que les éléments de la glande.

En juillet suivant, il se présenta encore à la consultation. Cette fois ce n'était plus seulement la gorge, mais le cou qui était distendu par un énorme gonflement, indolent d'ailleurs ; toute la région du sterno-mastoïdien était déformée.

On renonça à l'opération.

2° *Lymphadénôme de l'amygdale dans la lymphadénie leucémique.* — Les lymphadénômes de l'amygdale se rencontrent également dans la leucocythémie, qui ne serait, du reste, d'après les idées nouvelles, qu'un degré plus avancé de l'adénie.

M. Isambert dans l'article qu'il consacre à l'étude de la leucocythémie dans le Dictionnaire encyclopédique, signale deux observations dans lesquelles l'attention a dû se porter sur les amygdales. Cette altération spéciale porte également sur tous les organes lymphoïdes du pharynx et de la bouche.

M. Mosler rapporte une observation dans laquelle les lymphadénômes leucémiques avaient atteint un développement remarquable dans le pharynx. La pharyn-

gite et la stomatite présentèrent une intensité excep-
tionnelle, et telle que jusqu'à présent, on n'aurait jamais
signalé de cas analogues. La plupart des moyens thé-
rapeutiques employés ordinairement dans ces affections
échouèrent, tandis que le fer et le quinquina produi-
sirent une amélioration. A l'examen du pharynx, on
reconnaissait quantité de tumeurs brillantes d'aspect
médullaire, et les amygdales tuméfiées étaient également le siége de dépôts analogues et très-développées.
Le sang présentait un globule blanc pour trente rouges.

L'auteur se basant sur ces symptômes décrits en
détail dans l'observation, a cru devoir, sous un titre
spécial, attirer l'attention sur la pharyngite et la stomatite leucémiques dont les caractères principaux seraient
les suivants : la pharyngite leucémique est liée à l'existence de lymphômes leucémiques du pharynx et des
amygdales.

Ces derniers se présentent sous l'aspect de tumeurs
volumineuses, brillantes, assez résistantes, bien qu'ayant
un aspect médullaire et déterminent une inflammation
intense à leur voisinage. Les symptômes de cette affection la rapprochent de la stomatite scorbutique. (*Virchow's Arch.*)

OBSERVATION VIII.

Lymphadénôme de l'amygdale. (Cas de leucocythémie.)

S..., âgé de 22 ans, ouvrier, avait souffert dans son enfance d'adénites
cervicales répétées, et d'autres affections scrofuleuses qui avaient à peu
près complètement disparu plus tard, et il avait joui depuis d'une santé
non interrompue. Il n'avait pas eu, autant qu'on put s'en assurer, d'affection syphilitique.

Au printemps de l'année 1854, il éprouva à plusieurs reprises des
douleurs abdominales passagères. Au mois de juin, ses ganglions sous-

maxillaires se gonflèrent rapidement au point de gêner les mouvements masticatoires ; il éprouva de la céphalalgie frontale et de la dyspnée, et ne fut soulagé que momentanément par des épistaxis répétées. Puis, tous les symptômes s'aggravèrent, s'accompagnant bientôt de dureté de l'ouïe et de sueurs nocturnes, et en même temps l'appetit, loin de diminuer, augmentait au contraire.

Quand il entra à l'hôpital, le 3 octobre, tous ces symptômes persistaient. Le malade se plaignait en outre de difficulté dans la déglutition et dans l'articulation des sons, de salivation, d'une sensation de sécheresse et de chaleur dans la bouche, d'une soif vive, d'insomnie et d'une grande faiblesse.

Il avait la face cyanosée et bouffie. Les ganglions sous-maxillaires formaient de chaque côté une tumeur du volume d'un poing, et présentaient une consistance variable ; les uns étaient durs, les autres, c'étaient les plus volumineux, très-mous.

Ils étaient peu sensibles, et la peau qui les recouvrait n'était pas altérée. Les gencives étaient tuméfiées et étaient le siége d'une vive injection, qui s'étendait à la muqueuse buccale. Les amygdales étaient très-volumineuses, l'haleine fétide. Les ganglions axillaires et inguinaux étaient également un peu gonflés.

L'appétit n'avait pas souffert. — Décoction de quinquina avec acide sulfurique, frictions avec une pommade à l'oxyde de cuivre.

Le 5, la surdité et la tuméfaction des ganglions avaient un peu diminué et l'état général paraissait s'être amélioré.

Le 9, coliques, diarrhée qui cédèrent à une décoction de salep. Bientôt des ulcères scorbutiques se montrèrent aux gencives. — Collutoire acide.

A partir de la mi-octobre, on eut recours à l'huile de foie de morue sans résultats avantageux.

En novembre, les gonflements ganglionnaires augmentèrent rapidement ; d'autres apparurent à la région mastoïdienne et à la nuque, l'appétit diminua et les sueurs nocturnes devinrent plus abondantes.

A partir du 8, le malade, qui maigrissait à vue d'œil, dut garder le lit, tourmenté par une toux sèche, accompagné de fièvre et d'une insomnie opiniâtre. Une alimentation roborante (décoction blanche avec eau de laurier-cerise, bière, bouillon, etc.) ne fit qu'aggraver la fièvre, qui devint continue ; l'appétit languit de plus en plus.

La soif, la chaleur à la gorge, la céphalalgie, l'abattement et l'amaigrissement ne cessèrent de faire des progrès, la diarrhée revint.

Le 22, les extrémités inférieures étaient infiltrées ; assoupissement, respiration râlante, mort le lendemain.

A l'autopsie, on trouva toutes les parties molles comprises entre l'os-hyoïde et le sterno-mastoïdien infiltrées d'une matière lardacée, les ganglions lymphatiques de cette région volumineuse atteignant jusqu'au volume d'un œuf de poule ; la plupart étaient très-mous, friables, et présentaient une coloration rouge foncé. Le microscope n'y révélait que les éléments de l'hypertrophie simple.

Les amygdales étaient hypertrophiées ; la muqueuse qui recouvrait celle du côté droit était gangrenée ; la muqueuse du voile du palais était boursouflée.

Les ganglions bronchiques, presque tous mous et injectés, ainsi que le thymus.

La plèvre droite était le siége d'un épanchement séreux abondant ; les poumons fortement œdématiés ne contenaient pas de tubercules ; sur toutes les coupes leurs vaisseaux laissaient échapper des caillots jaune verdâtre, libres dans leur calibre, et une petite quantité d'un sang très-fluide. Des caillots semblables se retrouvaient dans toutes les cavités du cœur. L'aorte, les veines caves et la veine porte contenaient du sang de même aspect ; les caillots étaient formés presque exclusivement par des globules blancs.

Les follicules clos de l'intestin étaient hypertrophiés ; la rate et le foie se présentaient avec leur volume normal et n'étaient pas altérés. Reins hyperémiés avec quelques taches jaunes dans la corticale ; les ganglions de l'aine et de l'aisselle était très-volumineux.

Cette observation nous offre un exemple de cette stomatite, spéciale à la leucocythémie, signalée par M. Mosler.

OBSERVATION IX.

Lymphadénôme de l'amygdale. (Cas de leucocythémie.)
Recueillie par M. Valtat, interne du service.

Rivière (Louis), ferbantier, âgé de 46 ans, entre le 21 décembre 1871, dans le service de M. Panas, à l'hôpital Saint-Louis, salle Sainte-Marthe, n° 3, pour une tumeur volumineuse qu'il porte dans la gorge depuis trois mois et demi environ.

Jusqu'à cette époque il a toujours joui d'une bonne santé, et dans sa famille il ne connaît rien qui de près ou de loin ressemble à sa maladie.

Le début de cette dernière s'annonça par un sentiment de gêne dans la gorge, marqué surtout pendant la déglutition ; en même temps, l'ouïe

Passaquay.   4

faiblissait à gauche, et la région parotidienne de ce côté était le siége d'une tuméfaction notable ; en se regardant dans une glace, il vit que son amygdale gauche était grosse et un peu rouge. Un médecin qu'il consulta lui fit des insufflations d'une poudre blanche, mais sans résultat. Son affection fit des progrès rapides.

Le gonflement de la région parotidienne, envahit bientôt toute la moitié gauche du cou, et, au bout de trois mois, la tumeur de l'amygdale avait acquis un tel développement, que l'isthme du gosier était obstrué presque complètement.

La déglutition devint alors très-pénible ; la voix, nasonnée au début, s'affaiblit de jour en jour et bientôt il ne put qu'articuler des sons voilés et inintelligibles. — En même temps survint un écoulement continuel de salive par la bouche entr'ouverte et un amaigrissement rapide. C'est alors que le malade se présenta à l'hôpital. A son entrée on constate, outre une maigreur très-accusée, une décoloration complète des téguments, dont la blancheur mate, transparente, rappelle l'aspect de la cire vierge. La moitié gauche du cou, surtout au niveau de la région parotidienne, est le siége d'une tumeur énorme, multilobée, de consistance élastique. La peau très-amincie, en certains points, est violacée et adhérente.

L'amygdale du même côté est remplacée par une masse considérable de tissu grisâtre, très-friable, identique, comme aspect, à la substance grise cérébrale ; cette tumeur repousse très-fortement le voile du palais en avant et descend assez bas dans le pharynx, pour qu'avec le doigt on ne puisse atteindre sa limite. Ajoutons que jamais elle n'a donné lieu au moindre écoulement de sang, et que les douleurs y sont peu marquées, même au toucher.

Le 11 janvier 1872, une opération partielle est pratiquée dans le but de soulager le malade dont la respiration est devenue très-pénible ; — la tumeur ne résistant pas aux pinces, est morcelée avec les doigts, et une quantité assez notable du tissu morbide est enlevée du pharynx.

Le lendemain, le malade gardé le lit, il a de la fièvre et des douleurs assez vives dans la gorge ; le cou est le siége d'une tuméfaction considérable, en même temps que d'une rougeur assez vive. Cet état dure quelques jours, et le 20 janvier apparaît un point fluctuant qui est incisé et donne issue à une grande quantité de pus épais et rougeâtre.

Peu après je fis l'examen de la tumeur, qui m'avait été confiée, et je pensai qu'il s'agissait d'un lymphadénôme. J'eus recours d'ailleurs à l'extrême obligeance de M. Ranvier à qui je soumis de nombreuses préparations, et le savant maître confirma ce résultat (voir plus loin le détail de cet examen).

L'exploration du système lymphatique fut faite alors avec soin et permit de constater les particularités suivantes : de chaque côté, surtout à gauche, les ganglions inguinaux sont le siége d'une tuméfaction notable, indolente, que n'explique d'ailleurs aucun état local ; le malade, en effet, n'a pas d'ulcération à la verge, et il n'a jamais eu, en fait de maladie vénérienne, qu'une chaudepisse il y a 15 ans. Les ganglions lombaires sont pris aussi, et la palpation permet de reconnaître un empâtement très-manifeste dans cette région. Dans l'aisselle gauche il existe un ganglion tuméfié, mobile et indolent, du volume d'une noix. Enfin, la rate, qui dépasse en bas les fausses côtes de trois travers de doigt, forme une masse à grand axe dirigé de haut en bas et de dehors en dedans, et mesurant 18 centimètres dans ce sens, sur 12 centimètres de diamètre transversal. D'ailleurs la percussion à ce niveau ne cause aucune douleur. Le foie paraît plus petit que d'habitude. Enfin les urines sont normales, et la vue est bonne.

L'examen microscopique révèle dans le sang la présence d'un nombre assez considérable de globules blancs, 50 à 70, dans le champ du microscope (gross. 280).

6 février, une nouvelle exploration permet de constater que la rate a diminué beaucoup et qu'elle a repris ses dimensions normales ; en outre, les ganglions inguinaux sont à peine sensibles ; malgré cette amélioration apparente, dans l'état local, le malade s'affaiblit de jour en jour, et reste confiné au lit.

Le 8, une nouvelle opération partielle est pratiquée, et une notable portion de la tumeur pharyngienne est enlevée avec les doigts ; mais le soulagement qu'elle procure est de courte durée. Bientôt la respiration et la déglutition sont de nouveau gênées, et la tumeur du cou s'ulcère en plusieurs points qui donnent issue à un liquide sanieux et fétide.

8 avril, dans la nuit, le malade est pris de suffocation, et le lendemain, à cinq heures du matin, la trachéotomie est pratiquée d'urgence.

Le 10. On constate des signes évidents de compression du grand sympathique. La pupille gauche est très-resserrée, l'ouverture palpébrale du même côté est sensiblement diminuée ; enfin il existe une congestion peu marquée, mais non douteuse, de la conjonctive.

La respiration se fait assez facilement, grâce à la canule. Le malade, affaibli au dernier point, reste immobile dans son lit, plongé dans une sorte de torpeur.

Le 20 et jours suivants. Il rejette par la canule une grande quantité de mucosités filantes. Tous les jours la tumeur du cou augmente et s'ulcère davantage. Il survient alors de la diarrhée ; des eschares se montrent au sacrum et aux trochanters, et le malade tombe dans le dernier degré du marasme.

12 mai. Nouvel examen du sang aussi concluant que le premier. On compte 60 à 80 glob. blancs dans le champ du microscope (gross. 280).

Les fragments de cette tumeur, après avoir séjourné deux jours dans l'alcool, sont plongés dans une solution très-faible d'acide chromique, où ils se durcissent rapidement.

Des coupes fines sont alors pratiquées dans tous les sens, puis colorées par la solution ammoniacale de carmin, traitées par l'acide acétique et conservées dans la glycérine.

L'examen microscopique y décèle la présence d'un tissu réticulé, dont les mailles sont remplies de cellules rondes lymphatiques. Le réticulum qu'on voit très-nettement sur les bords des préparations, et mieux encore sur des coupes traitées par le pinceau, prend naissance sur les parois des capillaires qui contiennent de nombreux leucocytes accusés par le carmin. Il est très-net et paraît plus épais qu'à l'état normal.

Les cellules qui remplissent les mailles sont rondes, à un noyau et mesurent de 8 à 9 μ.

Quant aux capillaires, ils sont très-nombreux; ils apparaissent avec des parois très-larges et contiennent, comme cela a été dit plus haut, des globules blancs en grand nombre. Ajoutons que sur plusieurs préparations on retrouve la muqueuse tapissant la tumeur, et ne présentant d'ailleurs aucune particularité.

Les quelques détails qui précèdent justifient pleinement la dénomination de lymphadénôme appliquée à cette tumeur.

Elle représente en effet le type parfait du tissu lymphatique.

I. Tumeurs de l'amygdale formées par hyperplasie des éléments conjonctifs.

A. *Fibrômes et polypes fibreux de l'amygdale.*

Pour qu'une tumeur soit dite un fibrôme, il ne suffit pas qu'elle contienne du tissu conjonctif et des vaisseaux, ces derniers seulement comme partie accessoire;

il faut de plus qu'elle ne renferme rien autre (Cornil et Ranvier).

Les fibrômes peuvent se développer aux dépens des éléments conjonctifs du derme muqueux, et affecter la forme de tumeur pédiculée ou polype ; mais ces sortes de productions sont fort rares et nous ne pouvons en citer qu'un exemple peu concluant :

OBSERVATION X.

Polype fibreux de l'amygdale ; par le Dr Julia, médecin aide-major.

M. Julia fait une relation assez fantaisiste d'un polype gros comme une noix, dont le pédicule, d'un travers de doigt et demi de longueur et de la grosseur d'une plume d'oie, était fixé à la partie interne de l'amygdale gauche.

Le malade, militaire, ne se plaignait que de mal de gorge ; il n'avait ni accès de suffocation ni gêne de la respiration. Ce polype habituellement fixé derrière l'isthme du gosier, dont il oblitérait à peu près complètement l'orifice, était projeté dans la bouche, au moment des fortes inspirations, et paraissait ne gêner en rien la prononciation.

Ce polype coupé à sa base avec des ciseaux était de nature fibreuse.

Plus fréquemment, ces tumeurs se développent aux dépens du tissu conjonctif qui forme la charpente de l'amygdale ; la tunique adventice des vaisseaux et le tissu conjonctif réticulé des follicules peuvent également prendre part à leur formation,

OBSERVATION XI.

Fibrôme de l'amygdale ; par M. Bourdon, interne du service.

A. L...., 41 ans, entré le 13 juin 1872 à Lariboisière, dans le service de M. Verneuil, sorti le 27 juin.

Il y a 25 ans, ce malade s'enfonça dans la gorge, il ne peut dire de quel côté, un tube en verre dont la pointe se cassa ; pendant longtemps il ressentit une douleur vague dans le pharynx.

La tumeur actuelle a débuté il y a cinq ans ; le malade remarqua que sa

voix devenait nasillarde, et la nuit il avait des ronflements assez forts
pour que sa femme s'en inquiétât et crût devoir le réveiller plusieurs
fois, d'autant plus qu'il avait l'air de suffoquer, bien qu'il n'eût con-
science d'aucune espèce d'oppression.

Aujourd'hui, le malade se trouve dans l'état suivant : l'amygdale droite
est grosse comme un petit œuf de poule, à grand diamètre vertical ; la
tumeur plonge dans le pharynx jnsqu'au niveau de la base de l'épiglotte.
En haut, elle s'étend jusqu'au bord postérieur de la voûte palatine ; elle
obstrue presque complètement l'isthme du gosier et ne laisse entre elle
et l'amygdale gauche qu'un petit espace de 1 à 2 centimètres qui s'élar-
git dans les mouvements de déglutition pendant lesquels la tumeur re-
monte. Celle-ci fait bomber en avant le voile du palais dont la muqueuse
buccale recouvre le tiers supérieur ; elle dévie fortement à gauche la
luette et se trouve bridée à droite par le pilier antérieur.

Là où la tumeur est recouverte par la muqueuse, elle offre une surface lisse et régulière ; plus bas, elle présente un aspect analogue à
celui de l'amygdale saine. Elle est élastique, dure, mais paraît fluctuante en certains points, surtout à sa partie centrale fortement bom-
bée en avant. Elle est immobile, mais on peut la soulever un peu avec
le doigt qu'il est possible d'insinuer derrière elle. Pendant les mouvements de déglutition, le voile du palais remontant sur elle en laisse une
plus grande portion à découvert.

Les explorations ne sont aucunement douloureuses ; pas de saillie au-
dessous de l'angle de la mâchoire, pas de ganglions, pas de douleur. Le
malade avale bien, sans difficulté ; lorsqu'il mange très-vite cependant
quelques parcelles d'aliments reviennent parfois par le nez. La tumeur
n'a jamais saigné. Pas de trouble de la respiration, mais voix nasillarde ;
respiration libre par les deux narines également. L'état général du malade est très-bon ; il paraît d'une excellente constitution ; il n'a nullement maigri depuis cinq ans.

Le 19 juin, M. Verneuil pratique l'opération suivante : après avoir
ponctionné avec l'aspirateur le centre de la tumeur sans retirer une seule
goutte de liquide, il sectionne le pilier antérieur du voile du palais qui
bride la tumeur et énuclée celle-ci avec le doigt sans grande difficulté ;
la trouvant très-adhérente à la fosse amygdalienne par une languette
de tissu ressemblant à celui de l'amygdale mais plus dur, il sectionne
ce pédicule avec les ciseaux. Pas la moindre hémorrhagie pendant ni
après l'opération. Durant les premiers jours, les boissons sont difficilement avalées et reviennent en partie par les fosses nasales. La plaie se
cicatrise rapidement, le malade sort le 27 juin, et huit jours après il
revient à l'hôpital complètement guéri ; on remarque seulement une

ligne cicatricielle près de l'extrémité droite du voile; la luette est attirée de ce côté. Le malade avale bien, ses crises nocturnes et ses ronflements ont cessé; la voix a repris son timbre normal.

Examen de la tumeur. — À l'œil nu, la tumeur, grosse comme un œuf de poule, est contenue dans une coque fibreuse ayant la couleur et la dureté de la tunique albuginée du testicule. Elle présente quelques bosselures du volume d'une lentille, les unes sont jaunâtres et répondent à une portion de tissu qui constitue la tumeur, les autres sont bleuâtres et formées par de petits kystes uniloculaires ou multiloculaires, contenant, soit de petits caillots, soit un liquide séro-sanguinolent. A la coupe, la tumeur est formée de deux portions : l'une centrale qui semble formée par le tissu amygdalien et contient un grand nombre de kystes dont un très-volumineux qui s'est rompu pendant l'opération; l'autre périphérique, de couleur jaunâtre, très-dure et d'aspect fibreux, qui contient elle-même quelques kystes qui touchent à ceux de la partie centrale. C'est le tissu central qui formait le pédicule et tenait à la fosse amygdalienne.

Au microscope (examen fait par M. Thaon au laboratoire de M. Ranvier), on constate que la tumeur est composée en grande partie de tissu fibreux à divers états de développement. Ce tissu semble avoir eu pour point de départ l'adventice des vaisseaux et le reticulum des follicules. Dans ce stroma, on remarque en outre des cavités remplies de matière muqueuse et des vaisseaux de nouvelle formation ayant donné lieu à quelques hémorrhagies. Des follicules de l'amygdale, les uns ont subi la transformation fibreuse, les autres ont conservé leur réticulum intact, mais sont absolument dépourvus de cellules lymphatiques. Cette matière fibreuse, riche en substance muqueuse, pourrait bien n'être que le résultat d'une inflammation très-lente et très-ancienne.

Discussion à la Société anatomique, juin 1872.

M. Thaon. — Ce fibrôme est composé d'une partie périphérique blanche, résistante, offrant la nature des fibrômes, et d'une partie centrale dans laquelle on trouve des traces du tissu de l'amygdale. Les vaisseaux lymphatiques ont disparu; le tissu réticulé offre un agrandissement de ses mailles. Autour de chaque vaisseau et des réseaux du tissu amygdalien, se sont développés des tourbillons de tissu fibreux. Les follicules de la langue ont été épargnés.

M. Verneuil. — D'après le récit du malade, la tumeur remontrait à une date assez éloignée, à laquelle il aurait reçu dans le fond de la bouche le choc de l'extrémité d'une sarbacane. Dans un cas de lymphôme de la même région, j'ai été obligé de me servir de l'écraseur.

M. Chassaignac. — L'amygdale hypertrophiée peut se prolonger et plonger dans le pharynx en provoquant des accès de suffocation en apparence inquiétants.

Enfin au point de vue des tumeurs de cette région, je rappellerai que j'ai opéré un cas d'hydatides.

Ces tumeurs, comme on le voit, sont essentiellement bénignes et ne peuvent gêner que par le volume qu'elles sont susceptibles d'acquérir. La dureté de la tumeur, l'absence de ganglion, la délimitation facile, l'état général excellent, et au besoin une ponction exploratrice rendent le diagnostic à peu près facile. La facilité de l'énucléation, l'absence d'hémorrhagie, font de l'ablation de cette variété de tumeur une opération des plus simples et des plus bénignes.

III. Tumeurs formées aux dépens de l'élément glandulaire de l'amygdale.

Nous savons que le voile du palais et le pharynx sont quelquefois le siége de tumeurs causées par une hypertrophie considérable des glandes acineuses de la région. La description de ces tumeurs a été faite par M. Fano, dans sa thèse d'agrégation et on leur a donné le nom d'adénômes.

Nous connaissons l'existence de glandes acineuses

dans l'amygdale, et il ne serait pas étonnant que ces glandes devinssent le point de départ de tumeurs de la même espèce, c. à. d. d'adénômes acineux.

Jusqu'à présent le fait n'a pas été signalé, nous n'avons pas d'observation à l'appui et nous devons nous contenter d'appeler l'attention sur la possibilité de l'existence de ces tumeurs de l'amygdale.

IV. Tumeurs de l'amygdale dues à l'hyperplasie des éléments de sa muqueuse.

A. *Plaques muqueuses végétantes de l'amygdale.*

La prolifération des éléments conjonctifs du derme muqueux, et la multiplication active des éléments épithéliaux de cette muqueuse peuvent donner naissance à des tumeurs, dont nous trouvons le type dans les plaques muqueuses végétantes. Les plaques muqueuses, il est vrai, ne forment pas ordinairement de tumeur par elles-mêmes, mais il arrive quelquefois qu'elles deviennent le siége d'un travail hypertrophique considérable et qu'elles constituent alors une véritable tumeur ; nous allons en mettre un exemple frappant sous les yeux.

OBSERVATION XII.

Plaques muqueuses du voile du palais et de l'amygdale, constituant une tumeur très-volumineuse de l'isthme du gosier.

(Publiée par M. Fournier.)

L... Justin, contracta un chancre du prépuce dans le courant de décembre 1854. Ce chancre, considéré par M. Ricord comme de nature infectieuse, fut traité dès le début par la médication mercurielle. Il s'accompagnait d'une double adénopathie inguinale, à ganglions multiples, durs et indolents. Il fut suivi, à huit semaines d'intervalle, d'une éruption rubéoliforme qui couvrit le thorax et l'abdomen. Quelques mois plus tard, le malade fut de nouveau traité, au Midi, pour des plaques muqueuses labiales.

Dans les six derniers mois de 1855, L... souffrit incessamment de douleurs d'angine, pour lesquelles il reprit plusieurs fois le traitement mercuriel qu'il suivit du reste fort irrégulièrement. L'angine persista. Elle s'accrut dans les premiers mois de 1856. Le malade consulta plusieurs médecins sans succès ; il entra même pour quelques jours dans un hôpital, où d'après quelques renseignements que le hasard m'a fournis, on le crut affecté d'une tumeur épithéliale de l'isthme du gosier, sans toutefois que ce diagnostic fût définitif. Enfin, il se présenta et fut admis le 2 mai au Midi.

Etat actuel. — Il ne reste aucune trace de chancre. Les glandes des aines présentent leur volume normal. Peau saine, sans éruption. Adénopathie bi-cervicale postérieure caractéristique. Ganglions sous-maxillaires et sus-hyoïdiens volumineux, durs et indolents.

L'isthme du gosier est complétement obstrué dans sa moitié droite, par une tumeur volumineuse qui semble développée sur l'amygdale et le pilier du côté correspondant, qui de plus se prolonge en avant et en haut sur toute la moitié droite du voile du palais. La surface de cette tumeur, lisse et grisâtre sur quelques points, est rugueuse, granulée et exulcérée dans la plus grande partie de son étendue. Sa consistance est assez ferme. Rougeur et tuméfaction inflammatoire des parties voisines; douleurs d'angine très-violentes.

Sur le bord droit de la langue, exulcération superficielle recouverte d'une sorte de pseudo-membrane grisâtre et adhérente.

Diagnostic. Plaques muqueuses hypertrophiques du voile du palais et de l'isthme du gosier ; plaques muqueuses de la langue.

Traitement mercuriel (5 centigr. de proto-iodure). Gargarisme aluné; cautérisation de toute la surface de la tumeur avec le nitrate acide.

Cette cautérisation est répétée trois fois jusqu'à la date du 31 mai. Le 10 mai, la dose de proto-iodure est portée à 10 centigr., le 20, à 15 c.

Diminution très-rapide de la tumeur sous l'influence de cette active médication. A la date du 21 mai, le voile du palais est presque complétement revenu à son volume normal; la tuméfaction et la rougeur inflammatoire ont disparu; il ne reste plus que quelques granulations superficielles en voie de résolution. Il en est de même pour le pilier antérieur. L'amygdale est encore très-volumineuse; toute douleur a cessé depuis une huitaine environ; guérison complète des plaques muqueuses linguales.

Dans les derniers jours de mai, accidents de stomatite mercurielle, très-efficacement combattus par le chlorate de potasse, malgré la continuation de la médication murcurielle.

2 juin. Toute la portion amygdalienne diminuée et en voie de cicatrisation.

Le 17. Amygdale encore volumineuse mais sans ulcération.

4 juillet. Amygdale encore augmentée de volume, ne constitue plus une véritable tumeur. La déglutition se fait librement et sans douleur. Le malade quitte l'hôpital dans l'état le plus satisfaisant.

V Tumeurs de l'amygdale reproduisant le type lymphatique, modifié, tantôt dans la forme et les dimensions de ses éléments cellulaires, tantôt dans la conformation de son réticulum, tantôt dans les deux éléments à la fois.

A. *Lymphosarcômes de l'amygdale.*

Virchow divise les lymphosarcômes en deux formes principales : l'une dure, l'autre molle, qui dans leurs degrés extrêmes sont très-diverses, mais qui souvent se trouvent plus ou moins mélangées

Dans le lymphosarcôme mou de l'amydale, c'est l'élément cellulaire qui domine : dans les mailles du reticulum parfaitement reconnaissable, se voient un certain nombre de cellules lymphatiques normales et un plus ou moins grand nombre d'autres cellules beaucoup plus volumineuses, de formes variées, possédant un, quelquefois plusieurs gros noyaux à nucléole brillant. Les cellules lymphatiques normales peuvent avoir même complètement disparu, pour faire place à ces éléments nouveaux.

Dans le lymphosarcôme dur, la tumeur est formée en grande partie par le reticulum, dont les trabécules se sont considérablement épaissies ; ce reticulum circons-

crit de véritables alvéoles a contenu cellulaire et se rapproche ainsi singulièrement du carcinôme.

Si l'élément cellulaire est formé par la prolifération
des cellules épithéliales qui tapissent les trabécules à
l'état normal, la distinction anatomique entre ce genre de
tumeur et le carcinôme devient tout à fait impossible.
Elle ne lui cède en rien, du reste, comme malignité, et sa
marche, sa tendance à l'envahissement, sa généralisation rapide, en font une des variétés les plus redouta-
bles du cancer.

OBSERVATION XIII.

Lymphosarcôme de l'amygdale et d'autres organes lymphatiques.
Par le Dr Moxon de Guy's hospital.

Un homme de 61 ans, bien portant, vint à Guy's hôpital, se faire
enlever des ganglions du cou hypertrophiés. L'opération parut indiquée
en raison de l'état général, mais elle montra la véritable nature du mal,
car on trouva les ganglions intimement adhérents aux gros vaisseaux
du cou et atteints de dégénérescence encéphaloïde. Des accidents d'œ-
dème de la glotte, emportèrent le malade 34 heures après.

A l'*autopsie*, on trouva une généralisation de la tumeur aux glandes
bronchiques et médiastines ; la maladie des ganglions s'est propagée
aux parties voisines, de sorte que le tissu du médiastin, comme celui des
poumons, était infecté. La dégénérescence avait gagné les ganglions
viscéraux, mais les ganglions inguinaux et axillaires étaient libres. La
rate était volumineuse, sa surface était parsemée de petites granulations
blanchâtres qui l'infiltraient dans toute son épaisseur. L'apparence de la
coupe était exactement celle figurée par M. Virchow, sous le nom de
lymphosarcôme de la rate.

L'*amygdale* gauche était gonflée et atteignait de 6 à 8 fois son volume
normal. Quelques-unes des glandes folliculeuses de la base de la langue
étaient également hypertrophiées.

Au microscope, leur altération fut reconnue être identique à celle de
la rate et des ganglions.

Le tissu de nouvelle formation consistait en deux éléments : d'abord
des cellules plus volumineuses que les cellules lymphatiques contenant
un noyau et plusieurs nucléoles ; en deuxième lieu, un réticulum fin à

mailles régulières , contenant chacune de une à deux douzaines de cellules.

Le sang n'était pas plus riche en globules blancs qu'à l'état normal.

Cliniquement le d^r Moxon croit devoir conserver à cette tumeur le nom de cancer encephaloïde. Anatomiquement, elle fait partie du groupe des lymphosarcômes mous.

OBSERVATION XIV.

Tumeurs ganglionnaires multiples; lymphosarcôme de l'amygdale ?

Par Lobstein (Trait. anat. path., 1829).

Un homme de 75 ans, d'une taille élevée, affaibli par une maladie qu'on disait durer depuis plusieurs mois, entra à l'hôpital civil : il était tourmenté par une dysphagie qui ne lui permettait pas d'avaler la moindre chose ; il portait en outre à la partie supérieure et antérieure de la cuisse droite, une tumeur grosse comme la tête d'un enfant à terme complètement indolente et sans altération à la peau. Cet homme mourut de suffocation peu de jours après son entrée à l'hospice.

L'examen de la tumeur de la cuisse montra qu'une expansion du fascia lata la recouvrait immédiatement et lui fournissait une espèce de kyste ; sa surface présentait un aspect mamelonné analogue à celui des circon-volutions du cerveau ; sa base reposait sur les vaisseaux et les nerfs cruraux ; en haut, elle touchait au ligamment de Poupart : son poids était de 2 livres 7 onces ; son diamètre vertical de 6 pouces, le trans-versal de 5 pouces 8 lignes. La plus grande partie de la substance, qui formait cette tumeur, avait l'aspect et la consistance de la masse médul-laire du cerveau : un tiers environ de la circonférence était rougeâtre et plus riche en vaisseaux sanguins. Une portion plus vasculeuse encore située vers le centre de la tumeur, y prenait l'aspect des fongus héma-todes.

Les glandes inguinales et lombaires du même côté, toutes celles qui sont situées devant la colonne vertébrale, étaient dégénérées en une matière semblable, en sorte que, depuis l'aîne jusqu'à la première ver-tébre du cou régnait une traînée de ganglions lymphatiques désor-ganisés.

Ce qu'il y avait de plus remarquable, c'est que les *amygdales* très-tuméfiées, étaient converties en la même substance cérebriforme.

On voit par ce fait que Lobstein avant 1829 avait pu observer et décrire d'une façon exacte, cette maladie

singulière consistant en une hypertrophie ganglionnaire généralisée. Il entrevoit même la nature lymphatique de ces tumeurs quand il dit : « Quel tissu est le
siége primitif de ces masses (tumeurs mésentériques et
retro-thoraciques)? Si mes conjectures ne me trompent,
c'est le système lymphatique et les glandes qui lui
appartiennent; du moins ne se développent-elles que
dans les endroits du corps abondamment pourvus des
organes que je viens de désigner. »

OBSERVATION XV.

Tumeurs multiples des organes lymphatiques (ganglions, rate et
amygdales); lymphosarcôme? — Par le Dr Carswel.

Le docteur Carswel a publié, sous le nom de cancer encephaloïde,
un cas intéressant de tumeur cérébriforme de la rate, des amygdales
et des ganglions lymphatiques.

Il s'agissait d'un homme de 30 à 40 ans qui avait vu, quelque temps
auparavant, se gonfler les ganglions du cou, puis ceux de l'aisselle et de
l'aîne, sans que la maladie fût douloureuse et qu'il y fît attention. Peu
de jours avant son entrée à l'hôpital, il remarqua que sa déglutition
devenait difficile, ce qui le décida à entrer dans le service de Lugol.
Il y mourut très-rapidement.

A l'autopsie, on trouva de chaque côté du cou des chapelets ganglionnaires s'étendant de la machoire à la clavicule et se rejoignant à une
autre masse analogue du côté de l'aisselle. Les ganglions sous-maxillaires et sub-linguaux étaient également hypertrophiés. Ces ganglions
paraissaient avoir leur forme, leur structure et leur coloration normales;
quelques-uns étaient jaunâtres, d'autres rouges et très-vasculaires, de
consistance élastique. Tous étaient enkystés dans une capsule mince, mais
ferme, d'apparence cérébriforme, mais qui, distribuée d'une façon inégale, donnait à la coupe des apparences fort différentes, comme pour les
circonvolutions cérébrales. La même structure se voyait sur toutes les
masses ganglionnaires viscérales, aine, mésentère, etc. Au niveau de
l'arrière cavité des épiploons, existait une masse cérébriforme de ce
genre, du volume d'une tête d'adulte et dans le sein de laquelle s'était
faite une hémorrhagie.

Les amygdales et les glandes rétropharyngiennes participaient à la dégénérescence et obturaient complètement l'orifice du pharynx. Les amydales étaient converties en masses cérébriformes parsémées de petits foyers hémorrhagiques.

La rate présentait une altération analogue. Elle était fort hypertrophiée et offrait une série d'éléments lobulés entourés de zones de vascularisation anormale. A la coupe, elle paraissait formée de matière cérébriforme et de fins vaisseaux sanguins, sans qu'on pût en retrouver la structure primitive : c'était une agglomération de lobules séparés par un réseau très-vasculaire.

Le Dr Hodgkin, qui discute ce cas, le considère comme un exemple du cancer encéphaloïde.

N'est-ce pas plutôt encore un fait de lymphosarcôme ?

OBSERVATION XVI.

Sydney Jones montra à la Société pathologique de Londres en 1856, une tumeur pesant 6 à 7 livres, formée par un encéphaloïde des ganglions cervicaux. Le mal avait débuté 5 mois auparavant par la corne gauche de l'os hyoïde. On constata à l'autopsie que la tumeur avait envahi les amygdales. Les ganglions axillaires et mésenteriques avaient subi la même dégénérescence.

Ce fait donné par M. Poland comme un cas de cancer secondaire des amygdales, ne doit-il pas en raison de la tuméfaction presque généralisée des ganglions rentrer encore dans les exemples de lymphosarcômes?

Les lymphosarcômes, comme on le voit, se rencontrent généralement en même temps que l'hypertrophie ganglionnaire généralisée et nous devons en conséquence les faire rentrer dans le groupe morbide de la lymphadénie. Par leur aspect extérieur, par leur marche, ces tumeurs offrent la plus grande analogie avec le carcinôme encéphaloïde et la confusion de ces deux affections se fait encore journellement. En diffèrent-elles beaucoup par leur nature? Nous ne le pensons pas et nous ne pouvons nous empêcher d'être du même avis que M. Spillmann dans son travail sur la nature de l'adénie : « En se fondant sur les travaux les plus récents, dit-il, on ne verrait dans les productions leucémiques que des tumeurs que l'on peut désigner avec Virchow sous le nom de lymphômes, tumeurs donnant lieu à des productions secondaires multiples comme peuvent le faire une série de tissus morbides, tels que les carcinômes, les épithéliômes, les sarcômes, etc. En bonne logique, on devrait alors rapprocher l'adénie du cancer. »

On ne peut trop distinguer cliniquement les lympho-sarcômes des lymphadénômes malins généralisées ; la marche de ces derniers est peut-être un peu plus lente, et la cachexie se montre un peu moins tôt, mais en somme le microscope seul peut nous donner des indications assez exactes pour faire le diagnostic de la nature de la tumeur.

VI. Tumeurs dans lesquelles un tissu nouveau s'est substitué au tissu normal de l'amygdale.

a. *Sarcôme de l'amygdale.*

Nous savons que le sarcôme primitif ou secondaire des ganglions lymphatiques est rare ; il n'est donc pas étonnant de ne rencontrer dans l'amygdale cette variété de tumeur qu'à l'état d'exception. On n'a signalé, en effet, jusqu'à présent qu'un seul cas de sarcôme de l'amygdale, dans une note présentée à la Société anatomique par M. Duchaussoy.

OBSERVATION XVII.

Sarcôme fasciculé de l'amygdale. (Tumeur fibro-plastique de Lebert).
Par M. Duchaussoy, in Soc. anat.

M. Duchaussoy montre une tumeur de l'amygdale. Cette tumeur, dure, bosselée, du volume d'une noix, était adhérente au pilier antérieur du voile du palais du côté gauche. Depuis deux ans, le malade était sourd de ce côté, avalait avec difficulté, et éprouvait, depuis le mois de février, des douleurs lancinantes ; on le cautérisa à plusieurs reprises. M. Roux avait diagnostiqué un cancer de l'amygdale et se disposait à l'enlever lorsque le malade est mort. La tumeur, examinée par M. Leudet, était formée de tissu fibro-plastique.

De toutes les variétés de sarcôme, la tumeur fibro-plastique est une des moins graves, en ce sens qu'elle a beaucoup moins de tendance à la généralisation que les autres tumeurs dont le tissu est à un degré moins élevé d'organisation. Elles peuvent, il est vrai, facilement récidiver sur place si l'on n'a pas le soin d'enlever largement la tumeur aux dépens des tissus environnants; mais si l'ablation a été bien faite, il est possible d'obtenir une guérison durable.

Rizzoli cite dans sa Clinique chirurgicale, sous le nom de Cancer de l'amygdale, une tumeur que l'on pourrait ranger parmi les sarcômes fibro-plastiques, si l'on considère la marche de l'affection, l'absence de ganglions et les résultats éloignés de l'opération.

OBSERVATION XVIII.

Tumeur cancéreuse de l'amygdale; sarcôme fibro-plastique?
Par Rizzoli (Clin., chir. trad. Andreisini.)

Joseph Pisci, domestique à Bologne, s'aperçut, vers la fin de 1832, que son amygdale grossissait lentement. La tuméfaction ne le faisant pas souffrir et ne gênant pas la déglutition, il ne s'en occupa pas durant quatre années. Ce temps écoulé, il commença à ressentir des douleurs profondes et lancinantes, et s'adressa à un chirurgien, qui lui conseilla l'excision de l'organe. Le malade, espérant éviter l'opération, s'en tint à des remèdes empiriques. Le mal fit de rapides progrès: l'amygdale atteignit le volume d'un abricot puis s'ulcéra profondément, rendant la déglutition difficile et douloureuse.

L'ulcération s'étendit ensuite à la partie gauche du voile du palais, à la luette, et même un peu vers la partie droite de ce voile membraneux, prenant d'ailleurs toutes les apparences d'une affection cancéreuse : le malade vint alors à l'hôpital, décidé à se faire opérer.

Avant de tenter l'ablation de la partie cancéreuse, on examina les chances d'hémorrhagie possibles, afin de voir s'il y avait lieu de faire une ligature préalable de la carotide. L'amygdale fut trouvée mobile et présentant peu d'attaches aux parties profondes.

Le chirurgien, saisissant alors la glande malade avec des pinces à crochet, la porta aussi avant que possible, puis au moyen d'un bistouri convexe, une incision semi-lunaire, intéressant le pilier antérieur du voile du palais, fut pratiqué tout autour de l'amygdale : l'énucléation se fit facilement avec le doigt et une spatule. Une fois énucléée, une incision terminale détacha complètement l'amygdale et le voile du palais malade. La cicatrisation marcha régulièrement, et 24 années après la guérison s'était maintenue.

Cette opération n'offre-t-elle pas une analogie frappante avec celle que M. Verneuil pratiqua pour un fibrôme de l'amygdale, opération relatée dans l'observation XI.

Section du pilier antérieur du voile du palais, énucléation facile de la tumeur, cicatrisation rapide, guérison définitive.

Avons-nous affaire dans ce cas à un fibrôme ou à une tumeur fibro-plastique? Nous ne saurions le décider, mais à coup sûr le diagnostic cancer doit être écarté.

b. *Epithélioma de l'amygdale.*

Le cancroïde ou cancer épithélial, si fréquent à l'orifice buccal et sur la langue, se rencontre également sur l'amygdale. Il peut y prendre son point de départ, mais le plus souvent l'amygdale n'est atteinte que par suite de la tendance envahissante d'un épithéliôma du voile du palais, de la joue ou de la langue.

Apparaissant primitivement sous la forme d'une tumeur plus ou moins inégale et fongueuse, le cancer épithélial de l'amygdale ne tarde pas à s'ulcérer profondément ; cet ulcère peut en imposer souvent et faire croire à une affection de nature syphilitique, comme nous aurons l'occasion de le voir dans quelques observations ; nous reviendrons, du reste, sur ce fait important lorsque nous étudierons les tumeurs de l'amygdale au point de vue du diagnostic.

L'épithéliôma, quoique très-grave dans cette région, se généralise beaucoup moins rapidement que le carcinôme, et les ganglions peuvent n'être envahis qu'à une période déjà avancée de la maladie. Cette circonstance permet au chirurgien de tenter l'opération avec quelques chances d'un succès relatif.

OBSERVATION XIX.

Epithélioma de l'amygdale ; ulcération de l'amygdale gauche, de la luette, de la base de la langue, de l'épiglotte ; tuberculisation miliaire du poumon ; mort.

Recueillie par M. Sevestre, interne des hôpitaux.

X..., âgé de 55 ans. Cet homme, entré le 29 mai 1872 à l'hôpital Lariboisière, dans le service de M. Jaccoud, mort le 25 juin, se plaignait, à son entrée, d'un mal de gorge dont il faisait remonter le début au commencement d'avril.

A cette époque, sans cause appréciable, il avait ressenti dans la région pharyngienne, une douleur qui, depuis lors, avait été en augmentant. Cette douleur, surtout intense pendant la déglutition, avait depuis quelque temps rendu l'alimentation presque impossible.

En examinant le fond de la gorge, on pouvait constater la présence d'une ulcération fongueuse, végétante, un peu grisâtre par places, occupant la région de l'amygdale gauche et le pilier gauche du voile du palais. Par le doigt introduit dans la bouche, on arrivait à peine sur l'ulcération elle-même, à cause des efforts de vomissement que provoquait l'exploration; il parut cependant que la base de la langue était un peu indurée. De plus, en examinant le cou, on remarqua que les ganglions supérieurs du côté gauche étaient volumineux et indurés; il y avait aussi un gros ganglion dans la région sus-claviculaire du même côté.

Le diagnostic porté fut : cancer (probablement épithéliôma) de l'amygdale, ayant envahi consécutivement les piliers du voile du palais.

Rien, du reste, dans les antécédents du malade, ne venait infirmer ou confirmer ce diagnostic. Il disait s'être toujours bien porté jusque alors et ne savait rien de précis sur ses antécédents héréditaires.

L'examen des autres organes ne révélait non plus aucune autre lésion. L'examen du poumon en particulier, qui fut répété plusieurs fois avec soin, spécialement à cause de l'existence du ganglion sus-claviculaire, fut toujours négatif.

Puis, l'ulcération restant à peu près stationnaire, se creusant seulement un peu plus (car au moment de l'entrée il y avait saillie de l'amygdale), les ganglions du cou, qui n'avaient pas encore été tuméfiés, le devinrent à leur tour; quelques-uns du côté droit se prirent aussi et le malade mourut autant par épuisement que par le fait d'une bronchite développée dans les derniers jours. Du moins, c'est ainsi qu'on explique la mort avant l'autopsie. Depuis quelques jours, en effet, la respiration était plus gênée et l'on trouvait quelques râles, peu nombreux d'ailleurs, développés dans la poitrine.

Autopsie. On trouva : une ulcération irrégulière ayant détruit l'amygdale et s'étendant depuis la luette qui est indurée et à sa base légèrement entamée, jusqu'au larynx. Cette ulcération, qui se prolonge sur le ligament aryténo-épiglottique, ne s'étend cependant que très-peu dans le larynx lui-même; les cordes vocales sont saines. L'épiglotte est tuméfiée, rouge, couverte de volumineuses saillies glandulaires sur sa face laryngée. A sa face antérieure, on voit le cartillage mis à nu par l'ulcération.

La base de la langue est elle-même, dans une petite étendue, le siége d'une ulcération peu profonde, un peu granuleuse, qui semble avoir mis à nu les glandes de cette région. Du reste, au voisinage de l'ulcération, sur la base de la langue, comme sur le voile du palais, les glandes sont augmentées de volume.

Les ganglions du cou étaient, les uns (et surtout les ganglions supérieurs gauches) complétement désorganisés et remplis de pus caséeux assez épais, les autres simplement indurés. Les ganglions thoraciques étaient sains, ainsi que ceux des autres parties du corps. Quant aux poumons, ils présentent des granulations tuberculeuses assez récentes (quelques-unes seulement caséeuses) disséminées en grand nombre dans toute leur étendue.

On trouvait aussi des granulations, ou plutôt de petits points opaques aplatis en forme de lentille, sur la surface viscérale de la plèvre.

Il n'y avait aucune autre lésion, et en particulier rien dans l'intestin.

A la séance suivante (Soc. anat.) la nature de la lésion est indiquée comme se rattachant à un épithélióma cylindrique possédant des prolongements vasculaires.

Cette observation, déjà publiée dans la thèse de M. Bergeron, l'a été sous la dénomination de tubercules des ganglions du cou, consécutifs à des tubercules de l'amygdale. L'examen microscopique est venu infirmer ce diagnostic basé sur la marche de la maladie, l'aspect de la tumeur et les lésions pulmonaires.

C'est un cas d'épithélióma de l'amygdale à marche très-rapide, puisque le début date du mois d'avril et la mort arrive au mois de juin ; ce que nous devons attribuer à la prompte dégénérescence ganglionnaire. Il n'en est pas toujours ainsi, et dans les deux observations suivantes, nous verrons que la marche de l'épithélióma de l'amygdale est souvent plus lente ; dans l'une d'elles, en particulier, l'engorgement ganglionnaire n'avait pas encore été signalé, dans une affection de cette nature, dont le début remontait à cinq années.

OBSERVATION XX.

Epithélióma de l'amygdale ; marche lente. — Par M. Lasègue.

Malade, âgée de 47 ans, sage-femme, habitant une ville de province, n'ayant jamais souffert de la gorge.

Une seule fois, il y a quinze ans, elle eut un phlegmon tonsillaire qui guérit, comme d'habitude, sans laisser de traces.

Le premier malaise guttural date de cinq ans. Il consistait d'abord dans une sensation de chaleur et de sécheresse, se suspendant pendant la nuit, s'exagérant pendant le jour sous l'influence de tout exercice vocal et à la suite des repas. La malade n'éprouvait d'ailleurs aucune gêne dans la déglutition et n'avait pas eu de raison pour motiver un changement quelconque dans sa nourriture.

Dans le courant de la première année, il survint des douleurs répétées névralgiques occupant presque exclusivement tout le côté droit du cou et de la nuque, plutôt continues qu'intermittentes, qui se prolongèrent pendant huit mois et finirent par disparaître graduellement. Il n'existait pas de douleurs gutturales vives, pas d'élancements, si ce n'est au niveau des amygdales qui ont été et sont encore douloureuses à la pression pratiquée de dehors au dedans.

Les choses restèrent pendant trois ans, environ, dans le même état. Diverses médications, et, [en particulier, le traitement antisyphilitique suivi avec persévérance, n'avaient pas donné de résultats utiles.

Il y a deux ans, sans cause connue, les accidents locaux redoublèrent presque subitement d'intensité. La déglutition depuis lors devint de plus en plus difficile. L'alimentation fut réduite en quantité, et les aliments demi-liquides pouvaient seuls être ingérés. Les douleurs n'avaient pas plus d'acuité; mais la chaleur et la sécheresse augmentaient à l'occasion du moindre exercice de la parole, sans troubler davantage le sommeil.

La malade inquiète prit l'habitude d'examiner elle-même l'état de sa gorge. Elle constata, dit-elle, l'existence d'ulcérations sur la luette, sur le voile du palais, mais ne put, dans son inexpérience, se rendre compte des autres modifications qui avaient eu lieu.

Soumise à l'examen répété de plusieurs médecins, elle fut considérée comme atteinte d'angine syphilitique et astreinte à un traitement méthodique par l'iodure de potassium à doses croissantes, pendant près de six mois. La médication ne produisit absolument aucune amélioration. On eut recours alors à des cautérisations multiples avec le crayon de nitrate d'argent, qui exagérèrent notablement les accidents.

Il ne s'était pas développé de glandes autour du cou; et il n'en existe pas encore aujourd'hui. A aucune période, malgré l'enquête la plus attentive, à laquelle la malade s'associait d'autant plus volontiers qu'elle eût souhaité une affection dont elle connaissait la curabilité, on ne découvrit nulle part de traces de syphilis.

Les symptômes actuels sont ceux dont cette femme se plaignait depuis plusieurs mois et qui n'ont varié ni d'intensité, ni de nature. Pas d'élancements, plus de gêne que de douleur, souffrance assez vive à chaque effort de déglutition de la salive ou des aliments.

Les aliments liquides sont seuls tolérés; même après les efforts de mastication, les substances solides ne peuvent pas forcer le passage. Si la malade ne prend pas, en buvant, des précautions qui lui sont devenues familières, les liquides lui reviennent par le nez. Les boissons irritantes, celles qui présentent des températures extrêmes, donnent une sensation de brûlure.

La santé générale ne semble pas avoir été affectée, le teint est pâle, sans aspect chlorotique, les forces sont à peine amoindries malgré la défectuosité de la nourriture. Ni insomnie, ni troubles fonctionnels d'aucun genre. La langue est blanchâtre, la bouche humide; ni soif, ni accès fébriles, ni douleurs dans aucune partie du corps.

A l'examen local, on constate des lésions, qui, saisissantes à première vue, sont, à cause même de leurs proportions extrêmes, difficiles à exposer. Les amygdales, peu saillantes en dedans, saillantes sous la peau, sont dures, cartilagineuses, résistantes au toucher; les piliers antérieurs, droit et gauche, à peu près également hypertrophiés, forment en avant des amygdales, comme des cordons épais, inégaux, érodés par places, d'un rose assez vif. Les piliers postérieurs, au contraire, minces, tendus, partent du centre du voile du palais comme deux rideaux ouverts à la base. Leur surface est rosée, inégale, ulcérée en divers points.

Le voile du palais, déformé, semble se continuer avec la paroi postérieure du pharynx. Au milieu, la luette bifide est renversée de bas en haut, soudée au voile où elle apparaît comme une sorte de végétation. Tout autour, la membrane muqueuse est bosselée, rugueuse, ulcérée. La rougeur intense s'arrête juste au niveau de la voûte palatine. Le voile du palais, rigide, n'effectue aucun mouvement quand on le sollicite; il est peu sensible au contact, sauf en quelques points disséminés. On réussit à le soulever à l'aide d'une érigne, mais il est tellement appliqué sur le pharynx qu'on obtient, avec peine, un écartement suffisant pour laisser passer une sonde de femme.

Mon opinion fut, qu'il fallait éliminer l'angine syphilitique. La malade prétendait avoir donné des soins à une femme atteinte d'une affection vénérienne; mais après plus ample information, il y eut lieu de conclure que l'accouchée ne présentait aucun des attributs de la syphilis. Il n'y avait pas eu d'ailleurs de traces d'inoculation, et on sait combien sont caractérisques les ulcérations des mains. Il ne restait presque de supposable qu'un épithélioma de l'arrière-gorge, et c'est le diagnostic auquel je me suis arrêté, sans avoir eu, depuis, les moyens d'en contrôler l'exactitude.

OBSERVATION XXI.

Epithélioma de l'amygdale ? — Par M. Lasègue.

Une femme de 21 ans, entre le 24 avril, à la salle Sainte-Thérèse, n° 14. Elle avait été toute sa vie bien portante, lorsque, il y a trois ans, les règles s'arrêtèrent brusquement pour revenir au bout de quatre mois. Il y a quinze mois, nouvelle cessation des règles qui depuis lors n'ont pas reparu.

A partir de cette époque se déclare une sorte d'état anémique caractérisé par la pâleur, l'amaigrissement, de violentes céphalalgies, des crampes d'estomac et des flueurs blanches abondantes.

Il y a six mois, eczéma du cuir chevelu guéri aujourd'hui; vers le milieu de mars, la malade se plaint que les aliments reviennent par le nez, pendant les efforts de déglutition. Cette incommodité, qui ne persiste pas au delà de peu de jours, s'accompagne d'une sensation de picotement, à laquelle succèdent des douleurs assez vives pour que toute alimentation solide soit interdite, et que la malade se résigne à se nourrir exclusivement de bouillons et de potages.

Le mal de gorge fait de tels progrès que cette femme se décide à entrer à l'hôpital. La douleur bien localisée ne se propage pas aux parties voisines; l'amygdale gauche est saillante au cou, mais on ne constate pas d'engorgements ganglionnaires. Il survient, surtout pendant la nuit, des quintes de toux. La recherche la plus attentive ne donne à constater aucune trace, quelle qu'elle soit, d'une affection syphilique. La respiration est libre et les poumons sont parfaitement sains; pas de fièvre, pas d'anorexie, pas d'autres troubles généraux de la santé que la suppression des règles et l'anémie plus apparente que réelle.

A l'examen de la gorge, on constate que le pilier antérieur gauche est plus saillant, l'amygdale du même côté est plus volumineuse et présente au centre une ulcération à bords déchiquetés, de couleur cuivreuse, enduite d'un mucus épais, coagulé, qui recouvre également une partie du pharynx. L'amygdale droite est saine. Le voile du palais est rougeâtre, sans œdème, insensible au contact et même à la pression vive d'une pince. Le pharynx est mobile et a conservé sa sensibilité normale.

Malgré la perméabilité des fosses nasales, la voix est un peu nasonnée et elle a gardé ce timbre depuis la courte paralysie du voile du palais.

Le toucher de l'amygdale donne la sensation d'un corps dur, cartilagineux; les bords saillants, granuleux de l'excavation ulcéreuse sont manifestement indurés. La pression du doigt est douloureuse, mais ne provoque pas de nausées.

13 mai. Quelques points du pharynx semblent s'être ulcérés; mais un examen plus attentif, aidé par des injections, fait voir que la membrane muqueuse desséchée, inégale, est seulement couverte de mucus. La toux a cessé. Le pilier gauche est livide et s'œdématie.

L'ulcération garde le même aspect. Pas de fétidité de l'haleine, moins de douleurs.

5 juin. L'ulcération de l'amygdale gauche, s'est étendu aux piliers antérieurs et postérieurs. Le voile du palais est rouge, épaissi. A droite, le pilier postérieur est rougeâtre, épais, dur au toucher. Les ganglions restent indemnes.

Le 15. Le voile du palais est d'un rouge de plus en plus foncé, l'œdème a envahi la luette. Les piliers gauches, et à un moindre degré les piliers du côté droit, sont le siége d'une induration cartilagineuse qui se prolonge sur tout le voile du palais, à l'exception de la luette qui conserve sa souplesse et sa mollesse normales.

L'ulcération tonsillaire s'est étendue, le pilier postérieur est en partie rongé et détruit; elle se termine brusquement au niveau du pharynx. Le fond de l'excavation d'un gris sale, semble plus profond, autant qu'on en peut juger à la vue et au contact.

L'amygdale fait saillie au-dessous de l'angle de la mâchoire. Pas d'hypertrophie des ganglions voisins.

La douleur en avalant, a quelque peu diminué. La pression est également moins douloureuse.

La malade, malgré mon conseil, a quitté brusquement l'hôpital et je n'ai pas eu occasion de la revoir. Le diagnostic reste donc indécis.

Ces faits, il est vrai, peuvent être discutés, et l'examen microscopique faisant défaut, on aurait le droit de révoquer en doute le diagnostic épithélioma dans les deux observations précédentes.

Nous nous abritons derrière l'autorité de M. Lasègue qui fait suivre le second fait des réflexions suivantes : « Quelle que soit l'opinion qu'on se forme sur ce cas particulier, je n'incline pas moins à croire qu'il existe une forme de cancer épithélial de l'arrière-gorge, non encore décrite, confondue le plus souvent avec l'angine syphilitique rebelle, caractérisée par les altérations profondes signalées précédemment, n'entraînant pas d'engorgement ganglionnaire et n'ayant pas la gravité du cancer proprement dit. »

b. Du cancer proprement dit de l'amygdale.

La plupart des auteurs qui ont signalé l'existence du cancer de l'amygdale se sont empressés en même temps d'en constater la rareté. Dans les articles récents du *Dictionnaire encyclopédique* et du *Dictionnaire de médecine et de chirurgie pratique*, consacrés à l'étude de l'amygdale, MM. Saint-Germain et Desnos ne font qu'effleurer la question du cancer de cet organe.

Mason-Warren cependant, dans son *Traité des tumeurs*, mentionne le squirrhe comme étant assez fréquent à l'amygdale, et nous ne pouvons croire qu'il attachait à ce mot la signification d'hypertrophie chronique que lui donnaient les anciens.

En consultant la statistique des hôpitaux, nous avons pu constater par nous-mêmes qu'il ne se passait guère d'années pendant lesquelles le cancer des amygdales ne fût mentionné quatre ou cinq fois.

Cet affection est signalée par Jourdain, dans son *Traité des maladies de la bouche* : « Le squirrhe des amygdales, dit-il, dégénère fort souvent en cancer et en carcinôme, soit que cela dépende de la cause efficiente qui a donné lieu à la maladie, soit qu'un traitement inconsidéré y ait contribué. Beaucoup de gens (peu instruits à la vérité) n'hésitent point à promettre la guérison. Les exemples suivants montreront ce que l'on peut espérer des malades qui sont dans cette triste circonstance. »

Suivent trois ou quatre faits de cancer des amygdales qu'il serait trop long de reproduire.

Velpeau, dans ses *Nouveaux éléments de médecine opératoire*, dit qu'il a rencontré cinq exemples de cancer
de l'amygdale appartenant tous à la classe des encéphaloïdes ; un entre autres pour lequel il tenta l'opération.

Dans une séance de la Société anatomique (1846) ;
M. Fano présente un cas de cancer développé dans l'a-
mygdale ; la tumeur enlevée par M. Roux et examinée
au microscope avait tous les caractères d'une tumeur
encéphaloïde.

Dans une autre séance (1854), M. Dufour présente
une tumeur de l'amygdale enlevée par M. Ricord. Cette
masse enlevée a été examinée au microscope par
MM. Verneuil, Follin, Dufour ; c'était une tumeur cancéreuse contenant fort peu de cellules et surtout composée de noyaux.

M. Lebert (*Traité des maladies cancéreuses*) s'exprime
ainsi à ce sujet : « Le cancer peut occuper une amygdale ou les deux à la fois ; on le rencontre ordinairement sous forme de tumeur développée dans l'épaisseur
de ces glandes, et à une période plus avancée, il se présente sous l'aspect d'un ulcère étendu qui offre tous les
caractère de l'ulcère carcinomateux. Nous avons observé
cette forme chez une femme âgée qui a succombé dans
l'espace de quelques mois à cette maladie, sans présenter
à l'autopsie de localisation de cancer dans d'autres
organes.

Dans une discussion à la Société de chirurgie (1859),
et à propos d'un procédé opératoire, M. Maisonneuve
dit avoir observé plusieurs faits de cancer des amygdales.

M. Houël en a observé un parfaitement limité à une

amygdale chez un médecin qui fut opéré par M. Nélaton.

M. Desormaux a vu un malade dont l'amygdale gauche présentait une ulcération qui fut regardée comme syphilitique par M. Ricord, et dont la nature cancéreuse fut reconnue, alors qu'elle était encore limitée à l'amygdale.

M. Chassaignac a rencontré plusieurs cas de cancer de ces organes.

Dans son traité des angines, M. Lasègue traite la question et donne plusieurs observations à l'appui.

Enfin, un chirurgien anglais, M. Poland, vient de consacrer une monographie à l'étude de cette affection.

Le cancer des amygdales se présente sous deux formes : le carcinôme fibreux (squirrhe) et le carcinôme médullaire (encéphaloïde). Tous les auteurs s'accordent à dire que la forme encéphaloïde du cancer de l'amygdale est de beaucoup la plus fréquente. Mais ne font-ils pas une confusion regrettable et ne prennent-ils pas toutes les tumeurs à consistance cérébriforme pour un cancer nettement alvéolaire. Comment, en effet, distinguer a l'œil nu des tumeurs, telles que le lymphadénôme malin, le lymphosarcôme, le carcinôme médullaire, dont l'aspect extérieur et la consistance sont les mêmes, qui donnent au raclage le même suc laiteux? Cela nous semble presque impossible, et nous devons toujours avoir recours à l'examen microscopique, examen qui manque malheureusement dans la plupart des observations qui ont été publiées.

Nous inclinons, au contraire, à penser que la variété dure du carcinôme est la plus fréquente dans l'amygdale, en nous basant sur ce qu'un plus grand nombre d'observations semblent se rapporter au squirrhe de cet organe.

1° *Carcinome fibreux de l'amygdale (squirrhe).* — « Autrefois, dit Velpeau, on donnait à tous les engorgements des tonsilles le nom de squirrhe de l'amygdale. Aujourd'hui, on est tombé dans une erreur inverse, en niant l'existence de cette variété de tumeur. »

La consistance du squirrhe de l'amygdale est dure, résistante, la forme en est le plus souvent lobulée; quelquefois limitée à l'amygdale, la tumeur tend plus fréquemment à envahir les piliers et le voile du palais. A une époque plus ou moins éloignée de son début, apparaissent une ulcération et des fongosités, et généralement alors les ganglions participent à la dégénérescence cancéreuse. La présence de cette ulcération peut facilement induire en erreur, et rien n'est plus facile et plus commun dans ce que cas de se tromper dans le diagnostic.

Cette affection a une marche assez longue, relativement à celle du carcinôme médullaire; la tumeur acquiert rarement des dimensions assez considérables pour gêner mécaniquement la respiration, et le malade ne succombe le plus souvent que par suite de son état de cachexie profonde. Cependant dans l'observation suivante l'engorgement ganglionnaire a été assez considérable pour entraver la nutrition.

OBSERVATION XXII.

Squirrhe de l'amygdale ; engorgement ganglionnaire énorme ; mort.

Par M. Lasègue.

Le 11 septembre 1867, entre dans mon service, hôpital Necker, salle Saint-André, n° 8, un homme de 48 ans, souffleur de verre, d'une constitution robuste. On a déjà noté chez les verriers des lésions diverses de l'orifice buccal, des ulcérations syphilitiques surtout, qu'on attribuait avec raison à un mode d'inoculation particulier à cette profession. Mais aucune cause de ce genre ne pouvait être invoquée, le tube à souffler le verre n'étant pas en contact possible avec les parties atteintes.

Cet homme fait remonter le début de l'affection à plus de six mois. Il aurait été d'abord incommodé par une sécrétion exagérée de la salive, et parce qu'il appelle un goût sûret dans la bouche. Plus tard une gêne dans les mouvements de la base de la langue serait survenue, sans difficulté dans la déglutition et sans douleur prononcée de l'arrière gorge.

Cependant, le malade se décida à consulter un médecin qui prescrivit un gargarisme émollient après un examen très-superficiel. Le lendemain du jour où il avait mis en usage cette prescription, le malade est pris d'une hémorragie abondante pendant laquelle il rend, sans effort, un plein verre de sang. A la suite de cette évacuation il éprouve un notable soulagement qui se prolonge pendant près de trois semaines.

Peu à peu la gêne, la sensation d'une boule ou d'un corps étranger dans la gorge augmentent, sans s'accompagner davantage d'une douleur vraie. Une seconde hémorrhagie moins abondante a lieu; puis, à des intervalles de plus en plus rapprochés, une troisième et une quatrième.

Cette dernière perte de sang qui s'est produite le 3 septembre, loin d'amener du calme, marque le début des premières souffrances. Le malade inquiet examine lui-même sa gorge, s'aperçoit d'un gonflement considérable et demande à entrer à l'hôpital.

A l'inspection, je constate une hypertrophie de l'amygdale droite qui, par comparaison avec celle du côté gauche, a triplé de volume. L'amygdale est profondément excavée par une ulcération qui s'étend, entre les deux piliers violets, œdématiés, mais exempts de toute lésion caractéristique, jusqu'à la base de la langue. La surface ulcérée est recouverte d'une fausse membrane grisâtre, sous laquelle on aperçoit de petits épanchements sanguins. Le doigt introduit dans la bouche perçoit, aux points envahis, une rigidité cartilagineuse sans analogue dans les autres affections de l'amygdale. La bouche exhale une odeur d'une fétidité particulière, aigre, et qui fait comprendre la sensation d'acidité accusée depuis longtemps par le malade.

A l'angle de la mâchoire il existe un ganglion unique, volumineux, à peu près indolent.

En dehors des phénomènes locaux, le malade, pâle, anémique par le fait des hémorrhagies, ne se plaint d'aucun trouble général de la santé. Il a conservé, dit-il, son embonpoint, n'éprouve pas de répugnance pour les aliments et accomplit régulièrement ses fonctions digestives.

Le diagnostic ne pouvait laisser de doutes. Il ne s'agissait évidemment pas d'une lésion syphilitique, la seule qui peut être mise en question. Le premier traitement consiste dans des injections avec une solution peu active de chlorate de potasse.

A la fin du mois de septembre, sous l'influence de la médication détersive qui a été persévéramment continuée par le malade, les parties ont changé d'aspect. La fausse membrane a disparu graduellement et n'a plus de tendance à se renouveler. L'ulcération est rosée et ressemblerait à première vue, à une plaie en voie de réparation, si au lieu de s'en référer aux affections des membranes muqueuses, on la comparait aux plaies cutanées. Le toucher donne toujours la même sensation de résistance squirrheuse. Çà et là on aperçoit des points fongueux, bourgeonnants, surtout aux bords de la cavité ulcéreuse qui semble moins profonde.

Un mois plus tard, le malade déclare qu'il a repris ses forces, la physionomie est meilleure, mais la tuméfaction s'est notablement augmentée.

Douleurs lancinantes très-aiguës dans l'oreille droite, ganglions plus volumineux et plus douloureux au toucher, difficulté croissante de la déglutition. La rougeur qui s'était d'abord limitée aux piliers, a gagné la presque totalité du voile du palais qui est devenu raide, peu mobile. A la vue on dirait que le voile du palais est œdématié et ramolli; au toucher on constate au contraire qu'il est induré.

Sous l'influence d'injections sous-cutanées de chlorhydrate de morphine, les douleurs d'oreille s'atténuent et sont bientôt supportables.

Fallait-il substituer à l'expectation pratiquée jusque là un traitement plus énergique? Si peu confiant que je fusse dans l'emploi des caustiques, il me parut presque de devoir de tenter l'expérience. Quelques cautérisations pratiquées avec le chlorure de zinc en solution saturée à l'aide d'un pinceau, réveillèrent les douleurs et donnèrent lieu à une nouvelle hémorrhagie, d'ailleurs insignifiante.

Aux cautérisations actives, je substituai l'usage des gargarismes astringents au sulfate de zinc, à la dose de 0 gr. 50 pour 100 gr. d'eau miellée. On insista sur les injections d'eau portées dans l'arrière-gorge à l'aide d'un appareil à forte projection. Chaque douche soulageait le malade pour quelques heures, sans produire d'effet plus durable.

L'amygdale augmentait de volume, elle était toujours dure par places, excavée, fongueuse en quelques points; on voyait se développer des saillies blanchâtres, plus résistantes au doigt et formant comme autant de nodus d'aspect cartilagineux. La fétidité de l'haleine avait cédé en partie; mais il suffisait qu'on interrompît un seul jour les lotions, pour qu'elle reparût aussi pénétrante au moins qu'aux premiers jours.

La déglutition était devenue de plus en plus douloureuse. Au commencement de novembre, le malade ne se nourrissait plus que de lait et de bouillons, il avait pâli et maigri, tout en conservant un appétit qu'il se plaignait de ne pouvoir satisfaire.

Vers le 15 novembre, une névralgie faciale droite se déclare subitement et provoque une souffrance incessante, diffuse, sans points douloureux prédominants. Le sommeil est impossible, le malade est agité, anxieux et demande à tout prix une opération qui le délivre. Une consultation avec mes collègues chirurgiens de l'hôpital, conclut au refus de toute intervention chirurgicale. Les injections sous-cutanées sont reprises sans effet utile, l'opium est inutilement administré à l'intérieur à hautes doses.

Cependant l'état local s'aggrave. Le gonflement ganglionnaire est énorme et entrave les mouvements de la mâchoire. Le malade ne peut plus ni se gargariser ni employer les injections gutturales.

L'haleine est d'une odeur repoussante. En ouvrant la bouche avec effort, on voit que le mal a gagné le côté droit. L'amygdale gauche est augmentée notablement, rouge, livide, douloureuse au toucher comme le voile du palais sur lequel on constate difficilement quelques points ulcérés. L'amygdale droite paraît sanieuse, blanchâtre par places, verdâtre dans d'autres points; les piliers sont épaissis et indurés. La langue ne participe pas à la lésion, la muqueuse de la joue et de la voûte palatine reste absolument indemne, sans changement de coloration; ptyalisme rappelant la salivation mercurielle, et dû à l'occlusion persistante de la bouche.

Le 24 novembre, la névralgie cesse subitement, à la suite de l'application d'un vésicatoire morphiné dont l'action est d'autant plus douteuse que les injections hypodermiques continuées sont restées inéfficaces; depuis lors les douleurs n'ont pas reparu.

La mâchoire est plus mobile. Des injections d'eau additionnée d'acide phénique en proportion variable, suivant la tolérance et au gré du malade, suppriment à peu près la fétidité de l'haleine.

La gorge ne lui cause plus de douleurs, mais il ne peut avaler que du potage.

Encouragé par ce mieux relatif, le malade veut quitter l'hôpital pour rentrer dans sa famille.

L'amygdale droite est encore couverte de végétations fongueuses qui forment comme une sorte de champignon et débordent en avant de la cavité ulcéreuse qu'elles remplissent.

Quinze jours après sa sortie, cet homme est rentré dans un service de
de chirurgie, où je n'ai pu suivre l'évolution de la maladie ; j'ai su qu'il
avait succombé au bout de deux mois, dans le dernier degré du marasme,
autant par suite d'une inanition devenue presque absolue que par la cachexie cancéreuse. Il n'existait de cancer dans aucun autre organe.

OBSERVATION XXIII.

Squirrhe de l'amygdale gauche ; opération.

Par Mason-Warren. — In cyclopedia of pratical surgery, t. IV, p. 265.

Une femme âgée de 65 ans, bien constituée, habituellement bien portante, s'est aperçue, il y a six mois, d'un léger gonflement à l'amygdale
gauche qui gênait un peu la déglutition. Le docteur Shattack, auquel
elle s'est adressée, l'a traitée à l'aide des antiphlogistiques ; le mal
ayant résisté, il pratique sur la tumeur une ponction avec une lancette,
d'où il ne sort que du sang. La grosseur fait des progrès, devient de
plus en plus consistante, s'étend vers les parties molles du palais et gêne
les mouvements de la mâchoire inférieure ; elle acquiert enfin toutes les
apparences cancéreuses, et son ablation est jugée nécessaire.

Lorsque M. Warren a été appelé, la malade présentait les apparences
suivantes : Etat des forces, des digestions, de l'appétit et de l'embonpoint, assez satisfaisant ; tumeur dure au côté gauche du gosier, s'étendant postérieurement sur toute l'arrière bouche, supérieurement dans
les narines postérieures, inférieurement jusqu'à la mâchoire inférieure
avec laquelle elle adhère fortement ; le voile du palais est également
compris dans la maladie.

L'opération a été pratiquée de la manière suivante : la bouche ayant
été maintenue béante à l'aide d'un spéculum, la tumeur a été saisie avec
une forte érigne double, disséquée et enlevée à l'aide d'un bistouri boutonné.

L'achèvement de l'opération a été assez difficile à cause de l'agitation
de la malade et de l'écoulement sanguin qui la suffoquait. Le cautère
actuel a dû enfin être appliqué pour arrêter le sang : le tissu de la tumeur
était un véritable squirrhe ulcéré.

Les suites de l'opération ont été heureuses ; les gargarismes d'eau
créosotée et les applications externes de glace ont été surtout fort utiles.

La malade guérit.

Six mois après, cependant, s'étant exposée au froid et à l'humidité,
elle a été prise d'une violente péritonite à laquelle elle a succombé.

Passaquay.   6

OBSERVATION XXIV.

Squirrhe de l'amygdale droite ; ulcération.

Par Bryant (Guy's hospital).

William S..., âgé de 17 ans, n'ayant jamais eu la syphilis, arrive à l'hôpital, souffrant d'une tumeur ulcérée de l'amygdale droite, datant de six mois. A l'examen, on constate une tumeur carcinomateuse, dure comme de la pierre, ulcérée et à marche progressive. Pendant les quatre mois qu'il vient consulter à l'hôpital, le mal s'accrut continuellement, il s'amaigrit d'une façon excessive, et il allait mourir quand on le vit pour la dernière fois.

OBSERVATION XXV.

Squirrhe de l'amygdale gauche.

Par Erichsen (In medic. Times and Gaz., 1871.

Élisa B..., 50 ans, est reçue à l'hôpital pour une tumeur de l'amygdale en apparence cancéreuse. Elle s'était toujours bien portée, et avait 5 enfants en parfaite santé. Elle prit un rhume en octobre précédent, ainsi qu'un mal de gorge qui persista ; un mois après, elle s'aperçut d'un gonflement douloureux de l'amygdale, et en même temps d'une induration des ganglions cervicaux. L'appétit diminua, et elle maigrit rapidement.

A son entrée, on trouva une large tumeur occupant la position de l'amygdale gauche. Cette production s'enfonçait derrière la racine de la langue, et on pouvait constater, par l'introduction du doigt, qu'elle était en rapport avec l'épiglotte. Elle présentait une consistance nodulée, et la muqueuse qui la recouvrait, était plus rouge qu'à l'état normal. Le voile du palais n'était pas compris dans la tumeur ; il n'y avait pas de douleur à la pression ni d'ulcération superficielle. La tumeur était ferme et recouverte d'un mucus blanchâtre. On pouvait voir cependant les ganglions correspondants du cou très-hypertrophiés. On ne crut pas prudent d'opérer.

Le fait remarquable, dans cette observation, est-l'absence d'ulcération à une période déjà avancée de la maladie ; la consistance de la tumeur, cependant, sa marche envahissante, l'engorgement considérable des ganglions, ne doivent laisser planer aucun doute sur la nature sûrement cancereuse de cette affection.

2° *Du carcinôme médullaire (encéphaloïde) de l'amygdale.*
— Le carcinôme médullaire de l'amygdale, est plus
rapide dans sa marche que la tumeur squirrheuse ; il se
fait remarquer en outre, par sa tendance à l'envahissement des tissus voisins. Il acquiert vite un volume considérable, tue mécaniquement par son développement,
en fermant l'ouverture du pharynx et du larynx, et se
généralise toujours et promptement aux ganglions
cervicaux de voisinage. L'observation suivante due à
Lobstein donne une idée complète de la marche de cette
affection ; bien que l'examen microscopique fasse défaut,
nous n'hésitons pas à porter un diagnostic clinique, et
à placer cette tumeur dans la variété dite encéphaloïde.

OBSERVATION XXVI.

Carcinôme médullaire des amygdales ; propagation à la partie supérieure du larynx. — Par Aronsohn, in Lobstein.

Un homme de 60 ans, d'une constitution détériorée, tisserand, ayant
passé la moitié de sa vie dans des ateliers bas et humides, éprouva à
l'âge de 55 ans, après plusieurs jours de vomissements fréquents, ac-
compagnés de mouvements convulsifs, une apoplexie nerveuse qui en-
traîna la paralysie de la langue et l'affaiblissement de la mémoire. Celle-
ci revint peu à peu, et l'organe de la parole reprit aussi à la longue ses
fonctions, quoiqu'il restât quelque difficulté dans la prononciation.

Trois ans après, le sujet de cette observation commença à s'apercevoir
que la déglutition se faisait moins facilement, et qu'en respirant, il
éprouvait de la gêne. Cet état empirant, il consulta le Dr Villemin et
plus tard le professeur Caillot. Ce dernier, en explorant le gosier du malade, trouva la glande amygdale droite considérablement tuméfiée ; avec
le seul secours de ses doigts, il put en détacher une portion du volume
d'une grosse noix, ayant tout à fait la consistance et l'aspect des encéphaloïdes.

Plusieurs mois après, Caillot et Aronsohn qui virent le malade ensemble, trouvèrent l'isthme du gosier presque entièrement obstrué par
les deux glandes amygdales tuméfiées. La partie antérieure du thorax de
cet homme leur parut déprimée, sa cavité semblait rétrécie ; l'inspira-

tion était difficile et lente, tandis que l'expiration plus courte, faisait entendre une espèce de sifflement. Le malade se trouvait dans un état d'anxiété très-pénible à voir, il paraissait incessamment menacé de suffocation ; le danger augmentait surtout la nuit quand il était couché. Le corps était émacié, et la couleur du visage pâle et terreuse; mais les traits étaient à peine altérés par les efforts continuels que le malade était obligé de faire pour respirer. La déglutition s'exécutait avec difficulté, le pouls était très-faible et les forces extrêmement abattues. Cependant ce malheureux continuait à se livrer au travail, et c'est après avoir traîné deux mois, qu'il expira paisiblement et sans agonie.

Autopsie. — Une tumeur arrondie, peu consistante, mais dans quelques points très-molle et riche en vaisseaux sanguins, ayant 15 lignes de diamètre transversal sur 1 pouce de hauteur, était située sur le cartilage aryténoïde ; en l'abaissant on fermait complètement l'ouverture du larynx. A l'intérieur, cette tumeur présentait la substance encéphaloïde, ferme dans quelques points et ramollie dans d'autres.

Une seconde tumeur de même nature, de 15 lignes de diamètre perpendiculaire sur 6 lignes de diamètre transversal, s'était développée à la base de l'épiglotte du côté droit et empêchait, par sa présence, l'abaissement de cette espèce de soupape.

L'amygdale gauche avait pris un développement très-grand, avec dégénérescence encéphaloïde. L'amygdale droite, moins grosse, présentait la même altération, ainsi que les ganglions lymphatiques des deux côtés du cou.

OBSERVATION XXVII.

Carcinôme encéphaloïde de l'amygdale gauche ; engorgement ganglionnaire. — Par M. Bryant, Guy's hospital.

Henri S..., 62 ans, avait un cancer mou de la tonsille gauche datant de six mois, avec hypertrophie des ganglions du cou, depuis trois semaines. Il souffrait de l'oreille gauche depuis deux mois, avait de la difficulté à avaler. On le suivit pendant trois mois, le mal fit toujours des progrès. La mère de cet homme avait été opérée à 46 ans d'un cancroïde de la lèvre, elle était encore bien portante à 88 ans.

OBSERVATION XXVIII.

Tumeur cancéreuse de l'amygdale gauche ; carcinôme encéphaloïde ? — Par Cheveer.

G. M..., bien constitué, robuste marin, âgé de 34 ans, d'une parfaite santé antérieure et sans antécédents héréditaires, se présente dans les conditions suivantes : six mois auparavant, sans causes connues, son amygdale gauche est devenue volumineuse et sensible. On la considéra comme enflammée, et on en excisa une portion. Aucun soulagement ne s'en suivit, la production reparut et un ulcère tenace s'établit au point sectionné. Il en résulta de la gêne dans l'articulation des sons et dans la déglutition, ainsi qu'une dyspnée surtout marquée la nuit.

A son entrée, l'amygdale malade paraissait très-hypertrophiée ; elle débordait sur l'isthme du gosier, et son sommet offrait une ulcération indolente, de l'étendue d'un pouce et demi de diamètre. En dehors de la tumeur se trouvait un petit noyau, solide, situé dans le triangle sous-maxillaire et de la grosseur d'une noisette. Ce petit noyau était sensible à la pression.

Du reste, la santé générale était bonne, et il n'y avait pas la moindre trace de syphilis ancienne. Dans l'espace de trois semaines, la tumeur doubla de volume, les symptômes devinrent plus graves et réclamèrent l'intervention chirurgicale. La situation de la tumeur, ses dimensions considérables, son développement dans l'intérieur de la bouche, contr'indiquèrent toute opération intra-buccale ; l'opération se fit par la partie externe, au moyen d'une incision courbe.

Examen de la tumeur.— Elle était molle, friable, légèrement lobulée, d'une couleur gris rougeâtre. A la coupe, il s'écoula une grande abondance de suc laiteux épais. Au microscope, la structure de l'amygdale et celle du ganglion furent reconnues identiques. Elles étaient composées de cellules de dimensions moyennes et uniformes, ovoïdes, contenant des noyaux et beaucoup d'entre elles un nucléole. Il n'y avait pas de tissu fibreux dans leur intervalle, mais un grand nombre de petits granules sombres qui semblaient des nucléoles mis en liberté. L'addition d'acide acétique montrait les noyaux plus distincts, et les cellules plus visibles. Elles contenaient trois ou quatre de ces noyaux.

Est-ce bien là un exemple de carcinôme de l'amygdale ? L'examen microscopique de la tumeur ne démontre-t-il pas la fausseté de cette interprétation, en mentionnant l'absence totale de la charpente fibreuse alvéolaire caractéristique ? N'est-ce pas au contraire exactement la structure de ces lymphadénômes malins dont nous avons parlé plus haut, et qui affectent dans leur marche l'analogie la plus grande avec le cancer ?

D. — *Tumeurs des amygdales, de nature tuberculeuse.*

« A la tuberculose des glandes lymphatiques, se rattache celle de tous les autres organes lymphatiques. Je ne saurais dire pourquoi l'on n'a point observé de tuberculose des amygdales et des glandes folliculeuses de la langue, peut-être est-ce uniquement parce qu'on ne l'a pas recherchée. En attendant, quand même on la trouverait, elle doit pourtant être tellement rare qu'on peut revendiquer une certaine immunité pour ces organes. » (Virchow).

Cette lésion des amygdales existe cependant, et nous l'avons trouvée signalée dans deux statistiques de tuberculose des différents organes. Dans l'une d'elle (Journal de Schmidt, 1854), il est dit : sur 1317 cas de tuberculose, les autres organes atteints, à part le poumon, l'étaient dans la proportion suivante : dans cinq cas l'estomac et les amygdales.

La tumeur tuberculeuse de l'amygdale n'existe donc qu'à l'état d'exception, et les données nous manquant pour en faire une étude approfondie, nous ne faisons que la mentionner en passant.

e. — *Tumeurs gommeuses de l'amygdale.*

Nous avons vu précédemment que l'amygdale pouvait être le siége de tumeurs dans les deux premières périodes de la syphilis, tumeurs qui se présentent comme simplement hyperplasiques. On peut y rencontrer également des tumeurs hétéroplasiques (gommes) durant la période tertiaire. Signalée par Virchow dans son étude sur la syphilis, cette affection est mentionnée également par M. Mandl dans ses maladies du pharynx et du larynx. Enfin, dans son traité des angines, M. Lasègue s'exprime ainsi : « Les tubercules me semblent être la plus fréquente des syphilides tertiaires; c'est sur une élevure tuberculeuse ou sur une gomme, que se développent, selon moi, la plupart des ulcérations vraies.

Malheureusement, si convaincu que je sois du fait, je ne puis le donner que comme une hypothèse, les malades n'arrivant jamais au début des accidents. »

C'est une lacune que nous avons vainement essayé de combler, mais il est plus que probable que des faits ultérieurs viendront confirmer cette manière de voir.

VII. Tumeurs de l'amygdale par présence de corps étrangers.

On entend par corps étranger toutes les substances venues du dehors ou produites au dedans de nous, qui se trouvant accidentellement en rapport avec des organes pour lesquels elles ne sont pas destinées, troublent plus ou moins l'exercice de leurs fonctions (Cruveilhier).

On rencontre dans l'amygdale un certain nombre de ces corps inorganiques ou organisés, qui par leur présence peuvent augmenter singulièrement le volume de cet organe et y déterminer la formation d'une véritable tumeur.

a. — *Corps étrangers inorganiques; calculs de l'amygdale.*

Nous ne ferons que signaler en passant l'existence fréquente de grumeaux caséeux contenus dans les cryptes amygdaliennes, et composés en grande partie des débris de l'épithélium qui tapisse ces cavités. Ce ne sont vraiment pas là des corps étrangers proprement dits.

Mais on trouve quelquefois dans ces mêmes cryptes des concrétions calculeuses dures et inégales qui par leur présence irritante gênent considérablement la déglutition et réclament souvent l'intervention chirurgicale.

« Ces calculs, dit M. Robin, dans son traité des humeurs, son durs et à cassure nette, ou résistants au toucher, mais friables sous l'influence de frottements un peu forts. Ils sont d'un blanc grisâtre, à surface verruqueuse ou poreuse. tandis que le centre est plus homogène, plus compact. Une concrétion de ce genre a donné l'analyse faite par Lautier :

Eau	25,0
Phosphate de chaux. . . .	50,0
Carbonate de chaux	12,5
Mucus	12,5
	100,0

J'ai constaté sur de petits calculs pisiformes de ce genre, que la substance indiquée ici sous le nom de mucus, n'est pas entièrement formée du mucus proprement dit ; elle contient outre quelques cellules épithéliales, une assez grande quantité de leptothrix disposés en touffes, comme dans la gangue mise à nu par la dissolution des sels de tartre, au moyen de l'acide chlorhydrique.

Origine de ces calculs. — On ne s'est pas demandé jusqu'à présent quelle pouvait être l'origine de ces calculs et leur mode de formation. Or, leur composition chimique est identiquement la même que celle des calculs salivaires ordinaires; ils doivent donc avoir une origine semblable.

Nous avons vu, en effet, que l'amygdale contenait un certain nombre de glandes acineuses versant leur produit de sécrétion dans les cryptes amygdaliennes; ces glandes acineuses ne seraient que de petites glandules salivaires, et les calculs de l'amygdale seraient formés aux dépens de la salive amygdalienne, de la même manière que les calculs salivaires, aux dépens de la sécrétion des autres glandes salivaires.

La présence dans l'amygdale de ces produits pathologiques, fournit un nouvel argument en faveur de l'existence de ces glandules, constatée déjà, comme nous l'avons vu, par l'examen microscopique.

Cette affection se rencontre assez fréquemment, et on pourrait en multiplier les observations.

OBSERVATION XXIX.

Calcul de l'amygdale. — Larrey, in Bull. soc. chirurgie, 1866.

M. Larrey présente un cas assez rare de calcul de l'amygdale qui lui a été adressé par M. Rizet, médecin major au 2e régiment de génie à Arras.

Un ancien boulanger, âgé de 74 ans, d'une bonne constitution, sans diathèse calculeuse ou arthritique, avait éprouvé, pour la première fois depuis 15 jours seulement, de la gêne dans la déglutition, avec engorgement douloureux des ganglions sous-maxillaires. L'exploration de l'arrière bouche, fit constater dans l'amygdale gauche un corps étranger qui, au premier aspect, ressemblait à une fausse membrane, mais que la pression du doigt parvint à énucléer comme un kyste. C'était une concrétion calculeuse du volume d'un pois, pesant 3 décigrammes et mamelonnée à sa surface. L'analyse ne fut pas faite.

OBSERVATION XXX.

Calcul de l'amygdale ; menace de suffocation.

Par Boden-Müller. (In Arch. gen. de méd., 3e série, t. VIII.

M. Knaus à Neubach, fut appelé chez une malade qui souffrait à la gorge. Au bout de 36 heures, l'état de la malade s'est empiré, de sorte que l'on craignait à chaque instant une asphyxie. M. Knaus, qui le premier jour avait observé une petite tumeur derrière la tonsille gauche, trouva alors cette tumeur très-dévéloppée. Croyant avoir affaire à un abcès, il voulut l'ouvrir, mais l'instrument rencontra un corps dur. La malade commença immédiatement après l'opération, à tousser violemment ; elle cracha d'abord un grumeau considérable de mucus, qui fut bientôt suivi d'une concrétion grisâtre, de la grandeur d'une noisette, ayant une surface inégale. On n'a pas fait d'analyse.

La présence de corps étrangers calcaires dans l'amygdale, comme on le voit, peut entraîner de véritables accidents, et dans le dernier fait, prompte a dû être l'intervention chirurgicale, afin d'éviter l'asphyxie dont la malade était menacée.

Ces calculs apparaissent généralement à l'extérieur, comme un point blanchâtre au niveau de l'ouverture des cryptes amygdaliennes dans lesquelles ils sont contenus ; leur dureté caractéristique les fait facilement reconnaître, lorsqu'un stylet explorateur vient à les rencontrer.

b. *Corps étrangers organisés : Parasites des amygdales.*

La présence d'hydatides dans l'amygdale est un fait véritablement exceptionnel ; leur présence y est plutôt un objet de curiosité scientifique que d'intérêt pratique et d'étude clinique.

Le premier fait de ce genre, a été signalé par Dupuytren et rapporté par Vidal (de Cassis) ;

Il s'agissait d'une femme blonde et lymphatique ; Dupuytren, qui pensait à une hypertrophie de l'amygdale, ne reconnut la nature de la tumeur que pendant l'opération.

M. Chassaignac, dans une discussion à la société anatomique, et à propos de tumeurs de l'amygdale, dit en avoir également rencontré un cas.

Enfin, Cruveilhier, dans son traité d'anatomie pathologique, mentionne le fait suivant :

OBSERVATION XXXI.

Acéphalocystes de l'amygdale. — Par Robert (In Bull. Soc. anat.)

M. Robert a présenté à la société anatomique un corps membraneux, blanc, opaque, arrondi en poche, qui venait d'être extrait de l'amygdale.

Voici le fait : Un homme éprouvait une grande gêne dans la déglutition, l'articulation des sons et même la respiration, causée par une tumeur développée dans l'épaisseur de l'amygdale gauche.

Cette tumeur n'avait acquis que peu à peu le volume qu'elle présentait au moment de l'observation.

On crut à l'existance d'un abcès chronique ; une large incision est pratiquée ; aussitôt avec un flot liquide transparent, s'échappe une membrane blanche, élastique, arrondie en poche, qui présentait tous les caractères d'une acéphalocyste solitaire.

Cet individu succomba bientôt aux suites de cette opération. La mort fut occasionnée, dit-on, par une gastro-entérite.

A l'ouverture du cadavre, on trouva une vaste poche creusée au niveau de l'amygdale qui avait disparu. Il existait dans l'abdomen une tumeur semblable.

Un fait plus curieux encore, et à coup sûr beaucoup plus rare, puisqu'il n'a été signalé qu'une seule fois, est celui d'un tricocéphale logé dans une amygdale, fait rapporté dans la revue microscopique de Londres (1842).

OBSERVATION XXXII.

Tricocéphale de l'amygdale.

On a trouvé, à l'autopsie de James Flock, soldat du 75· régiment, mort à l'hôpital général de l'armée, au fort Pitt Chatam, en faisant la section de l'amygdale qui était considérablement tuméfiée, et dans un état gangréneux avancé, un spécimen de cet entozoaire (Tricocéphalus affinis) logé dans la substance de la glande.

Rudolphi avait antérieurement décrit un cas semblable, et ce cas était, d'après cet observateur, le premier qui eut été signalé chez l'homme.

A l'examen microscopique, le spécimen dont nous parlons ici fut reconnu être du genre femelle. Il est conservé dans le musée du fort Pitt Chatam.

Il est probable que cet entozoaire chassé de l'estomac dans un effort de vomissement, était venu se loger dans une des cryptes amygdaliennes, où il était resté depuis, en donnant lieu à une tuméfaction considérable de l'amygdale et à tous les symptômes propres aux tumeurs de cet organe.

DIAGNOSTIC DES TUMEURS DE L'AMYGDALE.

Les amygdales étant des organes parfaitement limités, dont la forme et les dimensions sont appréciables par l'examen direct, il nous semble presque impossible de confondre les tumeurs de cette région avec celles des régions voisines.

Il ne nous reste donc qu'à établir le diagnostic des différentes tumeurs des amygdales entre elles.

La description histologique que nous avons donnée de chacune de ces tumeurs en particulier, en faisant leur anatomie pathologique, nous dispense de faire le diagnostic anatomique, pour lequel nous serions obligé de recourir à des répétitions superflues.

Nous ne ferons donc ici qu'une étude de clinique différentielle, qui nous permettra dans un grand nombre de cas, de déterminer la variété de tumeur à laquelle nous aurons affaire.

Autrement dit, c'est du diagnostic clinique dont nous allons nous occuper maintenant.

L'hypertrophie simple de l'amygdale est généralement bilatérale ; cette circonstance et les conditions d'âge et de tempérament doivent suffire à la faire reconnaître sans la moindre difficulté :

Chez l'adulte, il est vrai, il est possible de confondre un carcinôme fibreux (squirrhe) au commencement de son évolution, avec l'hypertrophie simple ; mais alors une seule amygdale est atteinte, les douleurs lancinantes, l'apparition d'un ulcère et enfin l'engorgement ganglionnaire progressif viennent bientôt lever tous les doutes, et assurer un diagnostic qui a pu être constaté anatomiquement si l'on a eu recours à une opération chirurgicale.

On devra songer à une hypertrophie syphilitique, si l'on a reconnu l'existence d'un chancre ou de toute autre lésion de même nature.

Les lymphadenômes de l'amygdale s'accompagnent toujours, comme nous l'avons vu, d'une hypertrophie ganglionaire plus ou moins généralisée, et peuvent être les manifestations premières d'une maladie générale grave, lymphadénie simple ou leucocythémie. Mais les ressources de la clinique nous paraissent totalement insuffisantes pour distinguer ces tumeurs des lymphadénômes malins et des lymphosarcômes, qui sont également l'apanage de cette affection. La marche de ces dernières tumeurs, paraît être cependant plus rapide, l'émaciation arrive plus promptement et la terminaison en est toujours aussi fatale que celle du carcinôme médullaire vrai.

Le carcinôme médullaire, se différencie assez facilement des autres tumeurs, surtout en raison de son développement rapide et des dimensions énormes qu'il acquiert parfois ; nous le voyons envahir successivement le voile du palais, le pharynx, la joue, les ganglions cervicaux, et entraîner de bonne heure la cachexie.

Le diagnostic des tumeurs de l'amygdale devient surtout difficile, dans les variétés qui ont de la tendance à l'ulcération, et il n'est souvent pas commode de différencier un squirrhe, un épitheliôme, d'une tumeur ulcérée de nature syphilitique.

L'erreur a été plusieurs fois commise, et nous rapportons plus loin une observation de tumeur de l'amygdale opérée pour un cancer par Blandin, et dont la nature syphilitique fut reconnue plus tard par Maisonneuve.

Il est certain qu'il arrive une période dans l'évolution de ces tumeurs, pendant laquelle les caractères de l'ulcération, la fétidité de l'ichor qui en découle, l'envahissement des ganglions et enfin tous les symptômes ordinaires d'une affection cancéreuse viennent éclairer le diagnostic, mais ce sont là des signes tardifs, et alors toute intervention chirurgicale est devenue à peu près impossible.

La difficulté est donc extrême, et lorsqu'on se trouve en présence d'une semblable affection, c'est un devoir pour le praticien, avant de tenter une opération chirurgicale, de s'informer attentivement des antécédents du malade, et d'instituer quand même un traitement anti-syphilitique.

Un autre genre de lésion syphilitique peut encore devenir une cause d'erreur ; nous voulons parler de ces plaques muqueuses végétantes dont le cas de M. Fournier est le type, et qu'il serait aisé de confondre avec un épitheliôma.

TRAITEMENT DES TUMEURS DE L'AMYGDALE.

a. *Traitement de l'hypertrophie simple.*

Les moyens médicaux employés pour la cure de l'hypertrophie chronique amygdalienne, restent le plus souvent sans résultat, et c'est à peine si les astringents produisent une amélioration passagère, lorsque les amygdales primitivement hypertrophiées, viennent a être le siége d'une poussée congestive et inflammatoire. Il est toutefois indiqué de modifier la constitution lymphatique des individus atteints de cette affection par un traitement général approprié ; on peut encore, à l'exemple de M. Lambron esayer des douches sulfureuses sur l'organe malade, mais les cas sont bien plus nombreux dans lesquels, toute application topique échouant, on est obligé de recourir à une opération chirurgicale.

Conditions d'âge. — Il faut autant que possible opérer les individus jeunes, afin d'éviter l'influence néfaste de l'hypertrophie amygdalienne sur le développement de l'organisme et sur l'état de la constitution. Guersant,

dont l'expérience est grande en cette matière, le pense
ainsi. Il a, dit-il, opéré souvent des enfants de dix-huit
mois, de 2 ans, et cela sans accidents. Il est même certain que plus l'individu est âgé, moins bénignes sont
les suites de l'opération. On pourrait donc, en thèse générale, fixer la limite de l'âge d'élection entre 2 et
8 ans.

Procédés opératoires. — L'arrachement de l'amygdale
avait été conseillé par Celse : Oportet digito circumdare
(tonsillas) et evellere.

La ligature a été mise en usage par Heister, Moscati,
et ce dernier a été obligé d'y renoncer à cause des accidents qui en sont la suite. Ce procédé a, en effet, le
grand désavantage de donner souvent lieu à des symptômes de suffocation d'une intensité extrême, dont
Warren donne une observation détaillée. Il est de plus
difficile à appliquer, la tumeur n'étant nullement pédiculée.

La cautérisation par le fer rouge proposée par Marc-
Aurèle-Séverin, n'est pas sans inconvénient, quand il
faut porter le cautère dans des cavités aussi profondes,
et sur des organes aussi voisins que les amygdales de la
carotide.

Enfin, l'excision déjà conseillée par Paul d'Egine :
« Resecamus ipsam totam (tonsillam) ex fundo per scal-
pellum), est le procédé universellement employé aujour-
d'hui.

Cette opération se pratique à l'aide du bistouri, ou
d'instruments ad hoc appelés amygdalotômes.

Opération avec le bistouri. — Faire ouvrir largement
a bouche au patient placé dans un endroit éclairé,

maintenir les mâchoires écartées au moyen d'un coin de liége, saisir l'amygdale avec une pince de Museux et en opérer la section au moyen d'un bistouri, tels sont les différents temps de cette opération qui n'offre pas la moindre difficulté si le sujet est un peu docile.

Le bistouri a été employé sous toutes formes imaginables ; on lui a également substitué les ciseaux courbes, mais comme le fait très-bien remarquer Velpeau, le bistouri droit boutonné, simplement enveloppé de sparadrap sur une partie de son étendue, pour protéger les lèvres contre la lame, voilà l'instrument auquel il faut donner la préférence.

La rapidité de l'exécution est une des premières conditions de ce procédé opératoire.

Opération pratiquée avec l'amygdalotôme. — Cet instrument inventé par l'américain Fahnestock, mais dont l'idée première appartient à Desault est aujourd'hui d'un usage presque universel. Il a, depuis son apparition, subi un grand nombre de modifications, dont la plus importante est celle qui a permis de n'employer qu'une seule main pour se servir de l'instrument. Il suffit de voir cet appareil pour en comprendre sur le champ le mécanisme et le mode d'application.

Accidents consécutifs. Hémorrhagie.—L'hémorragie seul accident sérieux que l'on ait à redouter à la suite de l'ablation des amygdales, peut provenir de plusieurs sources : Je ne ferai que signaler la blessure de la carotide qui a été mentionnée par Béclard et Tenon, persuadé qu'elle ne doit plus se produire dans les mains d'un chirurgien qui sait s'entourer de toutes les précautions nécessaires à ce genre d'opération. Dans le cas

Passaquay.   7

de Béclard, en particulier, la carotide avait été blessée par un charlatan qui n'avait pas craint de se servir pour l'opération d'un long bistouri effilé. Avec l'amygdalotôme ou le bistouri boutonné, cet accident n'est plus à redouter aujourd'hui.

Mais l'écoulement sanguin peut provenir des vaisseaux propres de l'amygdale, et leur section peut donner lieu à des hémorraghies souvent inquiétantes. Quelques cas d'hémorraghies foudroyantes ont même été signalés et relatés par Champion et Thompson.

L'amygdale, comme on le sait, reçoit des artères volumineuses, eu égard aux proportions de l'organe. Après des amygdalites nombreuses, quand la glande est dure, très hypertrophiée, les vaisseaux nourriciers participent à l'hypertrophie ; si on coupe alors ces vaisseaux très-près de leur entrée dans l'amygdale, avant qu'ils ne se soient épanouis en un bouquet d'artériolles, on s'exposera à des hémorrhagies sérieuses. C'est ce qui arrive avec l'amygdalotôme.

En effet, cet instrument agit bien plus par pression que par section ; or, pour peu que l'amygdale soit dure, dès qu'elle aura pénétré de plus de la moitié de son diamètre dans l'amygdalotôme , l'anneau tranchant glissera sur le pédicule de l'amygdale qui s'énucléera.

Il est remarquable, en effet, que cette hémorrhagie consécutive arrive le plus fréquemment chez l'adulte, dont les amygdales hypertrophiées ont une consistance bien plus ferme que celles des enfants.

M. Guersant, de son côté, croit pouvoir expliquer la fréquence des hémorrhagies chez les adultes, par la différence qui existe dans le calibre des vaisseaux de l'a-

mygdale qui sont plus petits et peut être plus rétrac-
tiles dans l'enfance.

Dans l'énucléation complète de l'amygdale, sectionne-
t-on seulement les vaisseaux propres de la glande? Ne
s'expose-t-on pas à compromettre les vaisseaux pharyn-
giens sous-amygdaliens, à ouvrir ce plexus veineux que
nous avons signalé et qui communique si largement
avec le riche plexus pharyngien?

De tout ceci, nous devons tirer une conclusion pratique, c'est qu'il faut éviter autant que possible d'enlever la glande amygdale dans son entier. Aussi
croyons-nous devoir conseiller l'abandon de l'emploi
de l'amygdalotôme chez l'adulte. Avec le bistouri on
peut enlever toute la portion de l'amygdale qui déborde
les piliers du voile du palais ; avec l'amydalotôme on ne
sait où s'arrêteront les limites de l'incision.

. Chez l'enfant dont les amygdales sont encore molles,
et où la section par l'amygdalotôme peut se faire juste
à l'endroit où il est appliqué, on doit recourir à cet
instrument en raison de la rapidité de l'exécution.

Nous nous croyons donc suffisamment autorisé pour
trancher la question du choix des instruments, dans
l'ablation des amygdales, et nous concluons :

1° A l'emploi de l'amygdalotôme chez l'enfant;

2° A l'emploi du bistouri boutonné chez l'adulte.

Des moyens employés pour combattre l'hémorrhagie. — Si
l'on constate, après la section d'une amygdale une hémorrhagie assez considérable, on a plusieurs moyens
de l'arrêter, à sa disposition. Le premier de tous consiste
dans l'emploi des gargarismes glacés et acidulés, puis,
dans l'application d'un collier de baudruche ou de

caoutchouc, rempli de glace. Chassaignac, qui conseille ce moyen, s'est, dans un cas, bien trouvé de l'application directe sur la surface saignante d'un morceau de glace maintenu par la pince de Museux.

Thompson, dans une hémorrhagie presque foudroyante, au moment de se décider à lier la carotide, put arrêter l'hémorrhagie en touchant la surface saignante avec une baguette de verre trempée dans du perchlorure de fer. Le fer rouge a été employé par Guersant, alors que les autres hémostatiques avaient échoué, mais c'est là un moyen extrême.

Il faudrait, avant d'en arriver là, essayer l'application de la pince de M. Hervez de Chegoin, ou de l'instrument inventé par Hatin, qui, la plupart du temps, suffisent à arrêter l'hémorrhagie.

Les deux instruments se composent de deux branches articulées, et formant entre elles une sorte de compas. Les deux extrémités sont soigneusement tamponnées avec de l'agaric; un des tampons, sec ou imbibé de perchlorure de fer, est appliqué sur l'amygdale; l'autre repose sur la partie latérale du cou, et il est facile, en rapprochant les deux branches de la pince, d'exercer sur la tontille une compression suffisante pour se rendre bientôt maître de l'hémorrhagie.

Enfin, un moyen très-simple, et qui ne demande l'emploi d'aucune espèce d'instrument, a été employé avec succès par M. Gensoul : c'est la compression digitale de la carotide.

OBSERVATION XXXIII.

Résection d'amygdales ; hémorrhagie abondante; compression
de la carotide. — Par Gensoul.

Il y a environ dix à douze ans que je fus appelé pour réséquer les
amygdales d'un jeune homme de 22 ans ; le volume était tel que la
respiration était gênée. A l'aide d'une pince à griffes et de ciseaux,
l'opération fut faite promptement et sans qu'aucune hémorrhagie ait
lieu. Je le fis gargariser avec de l'eau froide, et l'eau sortait à peine
colorée. Un quart d'heure après, je quittai le malade ne pouvant sup-
poser la possibilité d'un accident quelconque. Je ne rentrai chez moi
que quatre heures après l'opération. On m'avertit alors que ce jeune
homme était dans un état alarmant et que deux de mes confrères étaient
auprès de lui, cherchant vainement, par les applications de glace et les
gargarismes glacés, à tarir l'écoulement du sang. Je courus en toute
hâte chez le malade et je le trouvai étendu sur le plancher de la cham-
bre, le col entouré de glacé, la figure décolorée, le pouls hâletant, pré-
cipité, et le sang sortant avec une teinte pâle par la bouche entr'ouverte.

Le cas était pressant ; la cautérisation était d'un secours douteux, et
il fallait bien du temps pour faire rougir les cautères. Je me hâtai de
mettre les doigts sur les artères carotides en appuyant fortement surtout sur la carotide gauche, mes confrères m'ayant indiqué que c'était
principalement de ce côté que le sang semblait s'écouler. Je m'aperçus
bientôt que le sang s'arrêtait ; je fis la compression pendant dix minutes
environ. Je confiai à un aide la pression de l'artère, du côté où l'hémorrhagie avait paru plus abondante, et après une compression qui fut
maintenue environ encore une demi heure et d'un côté seulement ; je
fis suspendre toute pression, sans que l'écoulemennt de sang ait reparu.

Depuis cette époque, chaque fois qu'après avoir réséqné les amygdales une hémorrhagie un peu forte s'est déclarée, j'ai fait, pendant
quelques minutes, une compression sur une ou sur les deux artères carotides et j'ai eu toujours le bonheur de suspendre subitement l'écoulement sanguin.

Dans cette observation de Gensoul, aucun semblant
d'hémorrhagie ne s'était montré plus d'un quart d'heure
après l'opération, c'était donc une hémorrhagie consécutive. Nélaton en cite également un exemple remarquable trente-six heures après l'opération. A. Bérard,

Guersant, Saint-Yves ont été à même d'en observer du deuxième au quatrième jour après l'opération. Dans ce cas, avant de se livrer à un traitement actif, il est nécessaire de se convaincre qu'il y a réellement hémorrhagie. Le moyen le plus simple consiste à écarter le voile du palais au moyen d'un crochet mousse, alternativement de l'un ou de l'autre côté; à inspecter avec soin chaque surface saignante, après l'avoir débarrassée des caillots qui la recouvrent, et aller ainsi à la recherche des vaisseaux qui pourraient donner.

Traitement à employer dans le cas de lymphadénômes de l'amygdale. — Le lymphadénôme de l'amygdale s'accompagnant presque toujours, comme nous l'avons vu, d'une hypertrophie ganglionnaire généralisée, il serait au moins inutile de s'attaquer à ces tumeurs par les seuls moyens chirurgicaux. C'est la diathèse, c'est la constitution générale qu'il faut combattre, et nous devons, dans ce cas, reeourir aux moyens médicaux employés dans l'adénie et la leucocythémie : les préparations de fer et de quinquina, les préparations arsénicales sous forme de liqueur de Fowler ou des eaux de la Bourboule, peuvent amener sinon une guérison définitive, du moins arrrêter pour quelques temps la maladie dans sa marche fatale.

Traitement à suivre dans les cas de tumeur fibreuse et de calcul de l'amygdale. — Pour les tumeurs fibreuses, nous renvoyons à l'observation XI, et au procédé opératoire suivi par M. Verneuil : section du pilier antérieur du voile du palais, débridement de la tumeur, énucléation, rien n'est plus simple.

Quant aux calculs, une incision suffisamment étendue suffit à leur expulsion ; il faut toutefois, lorsqu'on est sûr du diagnostic, avoir bien soin de ne pas se servir de l'amygdalotôme, dont la lame tranchante se briserait certainement pendant l'opération.

Traitement dans le cas de tumeur mal limitée de l'amygdale. — Opération du cancer. — Le manuel opératoire est très-simple, comme nous avons pu le voir, quand il s'agit d'enlever une tumeur parfaitement limitée de l'amygdale ; il n'en est plus de même pour les tumeurs diffuses et en particulier le cancer de l'amygdale : là, en effet, les piliers et le voile du palais, au moins en partie, sont compris dans la tumeur, et la difficulté de l'opération est telle, que Blandin dans le Dictionnaire de médecine et de chirurgie pratiques, ne craint pas de la qualifier de téméraire : « Le cancer des amygdales, dit-il, est tout à fait au-dessus des ressources de l'art. En effet, l'ablation entière ou l'extirpation des amygdales qu'il réclamerait, est une opération tout à fait irrationnelle, et dont l'idée seulement dénoterait, de la part du chirurgien, témérité et ignorance. »

Et Blandin, qui s'exprimait ainsi, est le chirurgien qui, quelques années plus tard, instituait un procédé opératoire pour l'extraction du cancer des amygdales, procédé que ses successeurs ont depuis religieusement suivi.

Il est donc possible d'enlever le cancer des amygdales. Quoiqu'il en soit, et eu égard à la difficulté du diagnostic, il est une première indication à remplir avant une opération sanglante, c'est de commencer par le traitement anti-syphilitique, à moins que le mal ne soit si avancé que le doute ne soit plus permis.

PROCÉDÉS OPÉRATOIRES.

1° *Caustiques et escharotiques*. — Il est fort difficile de porter les caustiques sur l'amygdale, et surtout de limiter leur action. La destruction de la tumeur, par ce procédé, serait beaucoup trop lente, les hémorrhagies à redouter et la douleur le plus souvent aggravée. Du reste, la proximité du larynx, et l'ingestion au moins probable d'une certaine quantité de caustique dans l'estomac, sont des raisons suffisantes pour abandonner complètement un tel mode opératoire.

La cautérisation en flèche, proposée par M. Maisonneuve, dans une séance de la Société de chirurgie, pour la destruction d'une tumeur de l'amygdale, a été complètement battue en brèche.

2° *Amygdalotôme*. — Il n'est pas non plus possible de songer à l'emploi de l'amygdalotôme ordinaire, la tumeur atteignant des dimensions trop considérables.

3° *Ligature graduelle*.—Ce procédé, que nous avons condamné déjà pour l'ablation de l'amygdale simplement hypertrophiée, nous le repoussons et à plus forte raison pour l'opération du cancer. Mason-Warren qui l'a mis une fois en pratique, a été obligé d'y renoncer aussitôt, en raison des accidents formidables qu'il détermina : dyspnée, suffocation, stomatite, accidents tétaniques.

4° *Ablation au moyen de l'écraseur*. — L'application de l'écraseur est au moins fort difficile sur un organe placé à cette profondeur. Des organes importants pourraient, en outre, être malheureusement compris dans l'anse de cet instrument, et la vie du malade courrait les plus grand dangers. Nous proscrivons donc l'emploi de cet instrument, du moins en tant qu'appliqué directement. Nous verrons tout à l'heure qu'il peut rendre les plus grands services dans l'application d'un autre procédé opératoire.

5° *Ablation par dissection intra-buccale.* — Cette opération a été pratiquée par Mason-Warren, et nous en avons donné la relation dans l'observation XXIII. Elle est sanglante, dangereuse, demande une habileté extrême de dissection, et nécessite l'emploi du cautère actuel.

6° *Ablation par dissection intra-buccale, après une ligature d'attente jetée préalablement sur la carotide.* — Velpeau fit une opération sur un homme de 63 ans, qui présentait, depuis deux ans, une dégénérescence cancéreuse de l'amygdale. La masse cancéreuse refoulait le voile du palais en avant, remplissait presque le pharynx. La suffocation était imminente. Après avoir découvert la carotide primitive et passé sous cette artère une ligature d'attente, Velpeau saisit la tumeur avec une érigne double, l'attira fortement en avant et en dedans, puis, avec un bistouri à manche fixe et à lame courbée sur le plat, il fendit le côté gauche du voile du palais, et parvint à déraciner la tumeur. Il put, dans là même séance, enlever un ganglion lymphatique cancéreux reposant sur le pharynx, à la partie inférieure de la région parotidienne. Le malade succomba dix-sept jours après d'infection purulente. L'autopsie démontra que tout l'élément cancéreux avait été enlevé, et que les gros vaisseaux n'avaient reçu aucune atteinte.

7° *Ablation du cancer de l'amygdale par une incision externe.* — Cette opération qui donne les meilleurs résultats, et imaginé par Blandin dans un cas particulier, a été ainsi décrite par Chever :

« Une fois le malade éthérisé, une incision fut conduite sur la partie la plus saillante de la tumeur à la hauteur de l'angle de la mâchoire, parallèlement au sterno-mastoïdien. Cette incision se rejoignit avec une autre étendue le long du bord inférieur du maxillaire. Les lambeaux furent disséqués de part et d'autre, afin de mettre à nu la tumeur. Un premier ganglion dégénéré fut aussi enlevé : on procéda alors à la dissection de la région, et successivement le digastrique, le stylo-hyoïdien durent être coupés pour arriver sur l'amygdale. Le stylo-pharyngien fut respecté en raison de ses connexions avec le nerf glosso-pharyngien. On vit alors les fibres du constricteur supérieur du pharynx qui furent incisées sur la sonde cannelée, de façon que l'arrière-gorge apparut béante. Le doigt de l'opérateur put alors décoller entièrement l'amygdale malade, les piliers du voile du palais étant intacts. »

M. Demarquay ayant eu une opération de ce genre à pratiquer, fait précéder son observation de la relation du procédé imaginé par Blandin :

« Quelques années avant sa mort, Blandin chercha à détruire un prétendu cancer de l'amygdale, s'étendant au voile du palais, à l'aide d'une série de ligatures ; mais, pour prévenir le danger de ces ligatures faites au voisinage de la carotide interne, de la jugulaire et des nerfs pneumogastriques et grand sympathique, cet habile chirurgien, après une série de recherches faites avec moi dans mon cabinet, à l'Ecole pratique, se décida pour l'opération suivante : Il fit une incision partant au-dessous de l'oreille, longeant le bord interne du muscle sterno-mastoïdien, et venant se terminer vers la hauteur du larynx. A l'aide de cette incision et d'une dissection bien faite, il arriva ainsi sur la carotide interne et sur les organes qu'il devait ménager ; ceux-ci furent écartés par un aide, et Blandin put effectuer son opération.» (*Un. méd.*, 25 mars 1848.)

Cette opération donna d'abord tout le résultat qu'on attendait : le malade guérit sans accidents. Mais bientôt le mal se reproduisit ; le malade entra à Bicêtre. Là, il fut confié aux soins de M. Maisonneuve, qui le soumit à l'usage de l'iodure de potassium, sous l'influence duquel il guérit. On avait eu dans ce cas à traiter une tumeur syphilitique qui avait été prise pour un cancer. Ce fait n'en est pas moins digne d'intérêt ; il y avait eu une opération préliminaire hardie, à l'aide de laquelle on put pratiquer une opération fort sérieuse.

OBSERVATION XXXIV.

Cancer de l'amygdale ; incision externe ; écartement du faisceau vas-
culo-nerveux ; emploi simultané de l'écraseur et du bistouri ; bons
résultats. — Par Demarquay.

J'ai été appelé à donner des soins à un homme fort, robuste, âgé de 51 ans, et qui portait une tumeur ulcérée occupant l'amygdale droite, les piliers antérieurs et postérieurs du voile du palais et une partie de cet organe, ainsi qu'une partie de la langue correspondante. Le mal a débuté au mois d'avril dernier. Plusieurs traitements ont été mis en usage, et en particulier un traitement par l'iodure de potassium. Au moment de son entrée dans mon service, voici dans quel état le malade se trouvait :

L'amygdale droite est occupée par une tumeur cancéreuse ulcérée à sa surface. La maladie n'est pas bornée à l'amygdale, elle s'étend à la muqueuse qui recouvre les piliers antérieurs et postérieurs, en haut à la muqueuse qui recouvre le bord inférieur du voile du palais ; en bas, elle s'avance jusque sur le bord de la base de la langue.

La tumeur ne forme pas un relief considérable à l'intérieur de la gorge, en sorte qu'il est probable que le mal n'est pas encore très-étendu en profondeur ; sa circonférence est très-irrégulière, et se continue sous la ligne de démarcation avec la muqueuse des parties voisines, dont elle se distingue cependant par l'hypertrophie des follicules glandulaires et une coloration plus foncée. Au centre, la surface de cette plaie est rugueuse et elle laisse écouler une faible quantité d'ichor mêlé de pus, qui gêne considérablement le malade.

Par le toucher, on constate une légère induration dans toute la partie malade qui la distingue nettement des parties saines ; il n'y a pas d'engorgement ganglionnaire. La déglutition est embarrassée et le malade commence à perdre de ses forces. Il a consulté d'ailleurs plusieurs chirurgiens qui ont déclaré n'y avoir rien de chirurgical à tenter, et qu'il devait continuer son traitement par l'iodure de potassium.

Après avoir bien étudié l'étendue du mal que j'avais sous les yeux, j'ai pensé que je pourrais, à l'aide de l'écraseur linéaire, enlever toute la partie malade ; mais, comme Blandin, j'avais peur de prendre dans l'anse de l'écraseur quelque organe important. Pour éviter ce danger, je fis une incision de quatre travers de doigt sur le trajet du bord interne du muscle sterno-mastoïdien.

J'arrivai facilement sur les vaisseaux et les nerfs qui se trouvent au contact de l'amygdale ; je les écartai, et cela fait, je me mis en mesure d'enlever la tumeur avec la chaîne d'écraseur ; je fis d'abord une incision oblique sur le voile du palais, à la droite de la luette, me servant de l'instrument de M. Chassaignac, auquel j'imprimais un mouvement toutes les quinze secondes. Cela fait, je saisis l'amygdale droite avec des pinces-érignes ; je la fis saillir en dedans du côté de la bouche, et je jetai une chaîne d'écraseur sur cette masse, comprenant l'amygdale, les piliers et une grande partie de la portion droite du voile du palais.

Pendant que l'instrument marchait, je constatais avec mon doigt que je ne dépassais pas les limites voulues ; le mal fut enlevé sans hémorrhagie J'enlevai avec des ciseaux courbes la partie de la langue qui était en rapport avec l'amygdale, ainsi que quelques glandules hypertrophiées. Je réunis par première intention mon incision préliminaire ; au bout de quelques jours, j'avais de ce côté une réunion parfaite. Du côté de la bouche. les choses allaient bien ; cependant le malade cracha pendant quarante heures une certaine quantité de sang. Mais l'usage de la glace et de l'eau glacée mit fin à cette petite hémorrhagie, et tout alla parfaitement.

L'opération a été faite le 5 septembre, et quinze ou vingt jours après, le malade rentrait dans sa famille. Depuis, il n'a cessé de venir me voir tous les huit ou dix jours ; sa santé est parfaite, il a repris son embon-

point. Il y a quelques jours, quand je l'ai vu, la cicatrisation était com
plète, sauf un petit point que j'ai cautérisé. Le résultat de cette opération difficile est satisfaisant.

On voit par cette observation que l'opération de Blandin a pu être exécutée sans de trop grandes difficultés.
Certains chirurgiens et en particulier MM. Chassaignac
et Maisoneuve ont cru devoir, pour arriver à circonscrire plus sûrement la tumeur amygdalienne, faire
l'ablation d'une portion du maxillaire inférieur, comme
nous pourrons le constater dans l'observation qui va
suivre.

OBSERVATION XXXV.

Cancer de l'amygdale ; opération par le procédé de l'incision externe ;
ablation de la branche montante du maxillaire inférieur ; ligature
préalable de la carotide. (In Bullet. soc. /de chirurgie, 1re série, t. I.)

M. Gosselin soumet à l'examen de la Société de chirurgie une malade
âgée de 69 ans, qui présente une tumeur du voile du palais et de l'amygdale. Cette tumeur, qui date de huit mois environ, a le volume d'un petit
œuf de poule ; elle est mollasse, élastique, ne donne au toucher ni bat-
tement, ni fluctuation.

D'après les explorations auxquelles il s'est livré et tous les signes
qu'il a constatés, M. Gosselin ne doute pas qu'il ne s'agisse d'une tumeur encéphaloïde occupant la moitié gauche du voile du palais, les
deux piliers correspondants et l'amygdale.

M. Gosselin trouve cette tumeur assez nettement circonscrite par en
bas et en dehors pour qu'il soit possible de la faire disparaître en
entier ; d'un autre côté la malade est forte, bien constituée, et cette
affection abandonnée à elle-même ne pourra que faire des progrès et
gêner de plus en plus les fonctions digestives et respiratoires. Il croit
donc que l'opération est indiquée ; il est vrai qu'il a senti près de l'angle de la mâchoire un ganglion induré, mais il est peu volumineux, on
pourrait l'enlever aisément.

Pour le procédé opératoire, rappelant l'opération ingénieuse de Blandin dans un cas analogue, il serait décidé à l'extirpation par le bistouri.

La question de tumeur syphilitique ayant été soulevée, M. Gosselin
répond que rien dans les antécédents et dans un examen minutieux ne

donne le droit à cette supposition. Il rejette surtout cette idée parce qu'il y a un ganglion malade. Or, il admet, avec Ricord, que l'un des meilleurs moyens de diagnostic entre les affections tertiaires et les tumeurs cancéreuses, est l'absence des ganglions engorgés dans le premier cas, leur existence fréquente dans le second.

Après être retournée dans son pays, jugée incurable par M. Velpeau, dans le service duquel elle avait passé deux jours, cette femme revint bientôt à Paris et entra dans le service de M. Chassaignac. Celui-ci trouva la tumeur augmentée de volume, et, par un examen attentif, constata l'engorgement d'un ganglion sous-maxillaire et de plus un chapelet de ganglions semblables jusque dans la région sus-claviculaire. L'auscultation de la poitrine, faite par M. Beau, fit constater l'existence d'une caverne pulmonaire. Mais ces circonstances fâcheuses ne furent point pour M. Chassaignac des contre-indications d'opérer, parce qu'il avait remarqué en même temps un eczéma de l'oreille, qui pouvait bien aussi avoir occasionné l'engorgement des glandes cervicales. Ses seules craintes étaient fondées sur le souvenir du pronostic funeste porté par M. Velpeau. Cependant les progrès de la tumeur, les effets mécaniques qui devaient en résulter sur l'acte de la déglutition, et enfin peut-être l'imminence de la mort, décidèrent M. Chassaignac à pratiquer l'opération.

Il commença par faire la ligature de la carotide primitive pour se prémunir contre toute chance d'hémorrhagie, d'autant que la tumeur se trouvait adossée à l'apophyse coronoïde ; mais cette ligature ne fut pas aussi facile qu'elle semblait devoir l'être ; parce qu'un ganglion lymphatique s'allongeait au devant de l'artère et simulait une anomalie vasculaire ; il fallut donc l'enlever préalablement et prolonger ainsi la durée de l'opération.

La ligature étant faite, une longue incision commencée à la commissure labiale fendit toute la joue jusqu'à l'angle maxillaire en passant au-dessous du canal de Sténon qu'il fallait ménager. La dissection du lambeau supérieur permit à un aide de le relever, et, tandis que l'apophyse montante de l'os maxillaire était séparée d'un seul coup avec la cisaille de Liston, une seconde section fendit la voûte palatine depuis la narine gauche jusqu'au voile du palais ; la dissection de la tumeur devint facile, et son ablation fut faite ainsi que celle de la portion d'os comprise entre les deux coupes de l'instrument. L'incision enfin, prolongée postérieurement, permit de détacher le ganglion situé derrière l'angle de la machoire.

La plaie de la paroi buccale fut réunie par la suture entortillée ; l'adhésion fut prompte et à peu près complète le troisième jour.

La malade alimentée avec du potage est en bon état.

Discussion : — MM. Gosselin, Maisonneuve, Huguier, sont partisans de la ligature temporaire de la carotide.

M. Robert est partisan de la ligature complète et définitive, comme plus propre à prévenir les hémorrhagies, et comme ne donnant pas lieu à de graves accidents.

M. Chassaignac reconnaît qu'il réfutera plus difficilement l'objection qui lui a été faite d'avoir enlevé l'os maxillaire sain.

La malade fut opérée le 16 août 1849, la ligature de la carotide était tombée le quinzième jour. C'est sept jours après, 6 septembre, que la malade a succombé.

Presque tout le voile du palais, une portion de la voûte palatine osseuse, le pilier antérieur du voile du palais et la portion attenante de la paroi du pharynx avaient été enlevés. Il ne restait pas la moindre trace du tissu malade ; il y avait cicatrisation complète des parties osseuses et de la plaie du pharynx.

Il n'y avait aucun ganglion malade sur le trajet de la carotide ni dans la région sus-claviculaire, ce qui prouve que suivant la conjecture émise avant l'opération, les ganglions engorgés dans la région sus-claviculaire n'étaient pas cancéreux.

M. Maisonneuve dans une note envoyée à l'Académie des sciences, sur la désarticulation de la mâchoire inférieure appliquée à l'extirpation des tumeurs profondes du pharynx, arrive aux conclusions suivantes :

1° La désarticulation d'une des moitiés latérales de l'os maxillaire inférieur, rend possible l'extirpation de certains tumeurs profondes du pharynx, de la langue et du voile du palais, inaccessibles jusqu'alors à nos moyens d'action.

2° Le chirurgien est autorisé à la pratiquer, même dans les cas où cet os n'a subi aucune altération, du moment où l'affection qu'il s'agit d'extirper compromet gravement la vie du malade.

Nous pensons que, quant aux tumeurs des amygdales, M. Maisonneuve va un peu loin, et paraît faire bon marché de la conservation du maxillaire inférieur ; avec l'incision de M. Chassaignac, il est vrai qu'il est difficile d'arriver sur la tumeur sans ablation préalable de la branche montante du maxillaire, mais en procédant comme Cheveer et Blandin, c'est-à-dire en faisant une incision courbe externe, au niveau du bord interne du sterno-mastoïdien, la difficulté nous paraît évitée. Nous nous croyons donc autorisés à conclure :

1° L'ablation du cancer de l'amygdale est une opération sinon facile, du moins possible.

2° La méthode opératoire à employer est celle qui a été imaginée par Blandin et décrite par Cheveer; c'est-à-dire l'incision courbe externe.

3° La ligature préalable de la carotide nous paraît au moins inutile; la ligature d'attente conseillée par Velpeau est en effet bien suffisante pour nous mettre à l'abri des dangers d'une hémorrhagie foudroyante.

4° L'ablation d'une portion de maxillaire inférieur ne devra être faite que dans des circonstances exceptionnelles, c'est-à-dire lorsque par la dissection simple, on ne pourra circonscrire suffisamment la tumeur de l'amygdale.

BIBLIOGRAPHIE.

BAUDENS. — Lancette française, 1833. — Gaz. des hôpitaux, 1844.

BÉRARD. — Traité de physiologie, tome II.

BERGERON. — Thèse d'agrégat. en chirurg., 1872.

BODEN-MULLER. — Arch. génér. de médec., 3ᵉ série, tome VIII.

BOURDON. — Bulletin Soc. anat., juin 1872.

CHAMPOUILLON. — France médic., 1866.

CHASSAIGNAG. — Bullet. Soc. de chirurg., 1858-59, tome IX. — Gaz. des hôpit., 1854. — Leçons sur l'hypert. des amygd., in-8; Paris, 1854. — Bullet. Soc. de chirurg., 1ʳᵉ série, tome I.

CHEVEER. — Ciq. of Borten, med. and surg. journal, 1871, vol. I.

CRUVEILHIER. — Anat. patholog., tome IV. — Dict. de méd. et chirurg. pratiques, tome I, art. Amygdales.

DAVAINE. — Traité des Entozoaires.

DEMARQUAY. — Gaz. des hôpit., 1862-1869.

DESNOS. — Dict. de med. et chirurg. prat., art. Amygd.

DESORMEAUX. — Bullet. Soc. chirurg. 1858-59, tome IX.

DUCHAUSSOY. — Bullet. Soc. anat., mai 1853.

DUFOUR. — Bullet. Soc. anat., janvier 1854.

DUPUYTREN. — Répert. d'anat. de Breschet.

ERICHSEN. — Medic. Times and Gaz., 1871.

FANO. — Bullet. Soc. anat., tome XXI. — Thèse agrégat. 1867.

FORGET. — Arch. gén. de médec., 1ʳᵉ série, tome I.

FOUILLOUX. — Bullet. Soc. anat., octobre 1871.

Passaquay.   8

Fournier. — Thèse d'agrégat. de Fano, 1867.

Frey. — Histologie pathologique.

Gosselin. — Bullet. Soc. de chirurg., 1re série, tome I.

Guersant. — Bullet. Soc. chirurg., 1re série, tome I.— Gaz. des hôpit., 1849.

Gensoul. — Revue médico-chirurg. (Malgaigne), tome III.

Hatin. — Gaz. médic., 1848.

Houel. — Bullet. Soc. de chirurg., 1858-59, tome IX.

Huguier. — Bullet. soc. chirurg., 1re série, tome I.

Jourdain. — Traité des maladies de la bouche, 1778.

Julia. — Gaz. des hôpit., 1863.

Kramer. — Traité des malad. de l'oreille (traduct. de Menière).

Lambron. — Arch. gén. de médec., 5e série, tome XVII.—Bullet. Acad. de médec., 1861, tome XXVI.

Lancereaux. — Traité de la syphilis.

Larrey. — Bullet. Soc. de chirurg., 1858-59, tome IX.— Bullet. Soc. de chirurg., 2e série, tome VII, 1866.

Lasègue. — Traité des angines.

Lebert. — Traité pratique des maladies cancéreuses, 1851.

Liégeois. — Dictionn. encyclopédique. — Art. Amygdales.

Lobstein. — Traité d'anat. patholog., Strasbourg.

Louis. — Mémoires de l'Acad. de chirurg., tome V.

Maisonneuve. — Bullet. Soc. chirurg., 1858-59, tome IX. — Gaz. médic., 1856. — Bullet. Soc. de chirurgie, 1re série, tome I.

Malassez.— Bullet. Soc. anat., février 1872.—Bullet. Soc. anat., octobre 1871.

Mandl. — Traité pratique des malad. du pharynx et du larynx, 1872.

Martellière. — De l'angine syphilit., thèse de Paris, 1854.

Mason-Warren. — American journal of. medic. sciences, août 1839. — Cyclopedia of practical surgery, tome IV.—Arch. génér. de médec., 3e série, tome IX. — Traité des tumeurs.

Mosler. — Virchow's Arch., 25 février 1868.

Mulder. — Zeitschrist für klinische Medezin, tome IX. — Gaz. hebdom., 1860.

Nepveu. — Arch. génér. de médec., 1872, tome XX.

OBSERVATIONS
> BRYANT. — In Monograph. de Alf. Poland.
> CHEVEER.
> ERICHSEN. — Et analyse par Rendu, in Arch.
> LAWRENCE.
> MOXON. — Génér. de médec., 1872.
> CARSWEL.

PAPPENHEIM. — Arch. génér. de médec., 4e série, tome I.

PARKER. — Associat. medic., journal, 1855.

POLAND. — Bristish and foreign med. chirurg. Review, 1872, n° 98.

RENDU. — (De Compiègne), Gaz médic., 1852.

RENDU. — Arch. génér. de médec., 1872, 6e série, tome XX.

RIZZOLI. — Cliniq. chirurg., traduction Andrenis, Paris, 1872.

ROBERT. — Arch. génér. de médec., 4e série, tome III. — Gaz. médic., 1843. — Bullet. de la Soc. anat., 1827-1828. — Bullet. Soc. de chirurg., 1re série, tome I.

ROBIN. — Traité des humeurs.

ROUAULT. — Gaz. hebdom., 1855.

RANVIER et CORNIL. — Manuel d'histologie patholog.

SAINT-GERMAIN. — Dict. encyclopéd., art. Amygd.

SCHMIDT. — Jahrbucher des gesamten Medezin, tome LXXXVI, p. 243, et tome LXXXXII, p. 286.

SEVESTRE. — Bullet. Soc. anat., juin 1872.

SPILLMANN. — Arch. génér. de médec., 6e série, tome X, 1869.

VELPEAU. — Nouv. élém. de médec. opérat., tome III. — Gaz. des hôpit., 1842 et 1854.

VERNEUIL. — Gaz. hebdom., 1858.

VINCENZO-TANTURRI. — Gaz. médic. 1865.

VIRCHOW. — Traité des tumeurs. — Syphilis constitution. (traduct. Picard.)

9 782014 050301